Marianne Eisenburger · Elisabeth Gstöttner · Thesi Zak

In Bewegungsrunden aktivieren

Ideen und Anregungen aus der Psychomotorik

VINCENTZ NETWORK

Bibliografische Information der Deutschen Bibliothek

Die Deutsche Bibliothek verzeichnet diese Publikation in der Deutschen Nationalbibliografie; detaillierte bibliografische Daten sind im Internet über <http://dnb.ddb.de> abrufbar.

Sämtliche Angaben und Darstellungen in diesem Buch entsprechen dem aktuellen Stand des Wissens und sind bestmöglichst aufbereitet.

Der Verlag und der Autor können jedoch trotzdem keine Haftung für Schäden übernehmen, die im Zusammenhang mit Inhalten dieses Buches entstehen.

VINCENTZ.NET Besuchen Sie uns im Internet: www.vincentz.net

Foto Titelseite: Bildagentur mauritius GmbH, Hamburg
Druck: Messedruck Leipzig GmbH

ISBN 3-86630-050-6
978-3-86630-050-7

» In Liebe und Dankbarkeit unseren Eltern

Dr. Helga und Dr. Herwig Obrecht sowie

Gertrude und Dr. Heinrich Beyer (†1993) gewidmet «

Thesi Zak

Elisabeth Gstöttner

Theorie

Praxis

Einführung: Das Konzept der Motogeragogik (Psychomotorik im Alter) im Überblick (Marianne Eisenburger)

Der Mensch braucht Bewegung, um beweglich zu bleiben. Und zwar körperlich, geistig und seelisch. Nur dann kann er sich gesund entwickeln – und (relativ) gesund bleiben. Bewegung ist Leben – Leben ist Bewegung. Alles, was wir im Alltag, im Beruf, in der Freizeit tun, wird erst durch Bewegung ermöglicht. Auch das, was wir fühlen, denken, empfinden, ist abhängig von dem, was wir (durch Bewegung) erfahren haben. Wir brauchen Bewegung und den Körper im Sinne eines »Werkzeugs«, mit dem wir das tun können, was wir wollen. Wir brauchen Bewegung, um die Dinge der Welt zu erkunden, um Erkenntnisse zu gewinnen. Wir brauchen Bewegung, um zu kommunizieren, um Menschen zu treffen, sie zu umarmen. Wir sind »Ich« durch und mit unserem Körper, durch und mit seinen Bewegungen.

Und was für ein ganzes Leben Gültigkeit hat, bestimmt letztlich auch das Altsein. Selbständigkeit, Unabhängigkeit und Wohlbefinden sind – auch – davon abhängig, dass man sich bewegen kann. Aber die Fähigkeiten, die einem im ganzen Leben mehr oder weniger selbstverständlich zu Verfügung standen, entwickeln sich im Alter zurück, wenn sie nicht »angefordert« werden. Im Alter versteht sich nichts mehr von selbst – alles muss »in Übung« gehalten werden, damit es nicht verkümmert. So wie nach einem Beinbruch die Muskeln unter dem Gips innerhalb von sechs Wochen geschrumpft sind, so bilden sich alle – und wirklich alle (auch das Denken) Organe und ihre Leistungsfähigkeiten zurück, wenn sie nicht gebraucht werden.

Alt werden bedeutet immer, dass die körperliche Leistungsfähigkeit nachlässt. Aber wie sehr sie nachlässt und ob und wie viele andere Bereiche in Mitleidenschaft gezogen werden, hängt zu einem großen Teil von dem eigenen Verhalten ab. Nur wenn sie nicht mehr gebraucht, nicht mehr gefordert wird, »verkümmert« sie. Sie bildet sich viel schneller und ausgeprägter zurück als es sein müsste. Wenn man selbst nicht mehr dafür sorgen kann, dass sie gefordert wird (Alter und Krankheit und institutionelle Bedingungen), müssen die Anregungen von außen kommen. Wie hier im Alten- und Pflegeheim. Die Menschen selbst können es nicht mehr von allein. Sie sind auf Unterstützung angewiesen. Und die Anregungen dürfen sich keinesfalls nur auf den körperlichen Bereich beschränken, auf funktionales Üben von Muskeln und Gelenken. Der ganze Mensch muss erreicht werden, in allen

Bereichen braucht er Anregungen. Körper, Seele und Geist müssen angesprochen werden. Nur dann kann man sich »lebendig« fühlen.

Aber wie kann eine solche ganzheitliche Anregung aussehen?

Hier kann die Psychomotorik weiterhelfen. Warum?
Zunächst seien erst einmal als Grundlage einige psychomotorische Kernthesen genannt:

1. Der Mensch entwickelt sich von den Anfängen bis zum Tode in und durch Bewegung. Tätiges Handeln (= Bewegen) ist Grundbedingung unseres Daseins.
2. Wir fördern und unterstützen Menschen in ihrer Persönlichkeitsentwicklung, indem wir das Erleben von vielfältigsten Bewegungs-, Wahrnehmungs- und Handlungserfahrungen ermöglichen.
3. Der Mensch muss erleben, dass er etwas wert ist, dass er etwas bewirkt, dass er selbständig handeln kann und dass sein Leben sinnvoll ist, um gesund und wohl leben zu können.

Ausgangspunkt unseres Konzeptes ist die Aussage der Psychomotorik: Der Mensch muss mit sich selbst und seinem Körper – in seiner sozialen Gemeinschaft – in seiner Umwelt zurechtkommen. Dazu braucht er bestimmte Fähigkeiten. In der Sprache der Psychomotorik ausgedrückt: »Ich-Kompetenz«, »Sozial-Kompetenz« und »Sach-Kompetenz«. Die Psychomotorik unterstützt und fördert den Menschen in diesen Fähigkeiten, damit er selbstbestimmt tätig sein (oder werden) kann – und zwar lebenslang. Die Anforderungen und Lebensaufgaben können sehr unterschiedlich sein – wir können nur dazu beitragen, dass jeder einzelne »stark« genug ist, seine individuellen Aufgaben zu lösen. Je nachdem, in welchem Lebensabschnitt sich der Mensch befindet, sind auch die Anforderungen verschieden. In der Kindergartenzeit sind andere Probleme zu lösen beispielsweise als in der Pubertät oder in der Familienzeit. Das Älterwerden wiederum bringt auch eine große Reihe Veränderungen mit sich, die verarbeitet werden müssen. So zum Beispiel lässt die körperliche Leistungsfähigkeit nach, die sozialen Beziehungen verändern sich bei Austritt aus dem Berufsleben oder man muss bei der rasanten technischen Entwicklung einigermaßen am Ball bleiben, damit man immer noch den Videorekorder programmieren kann. Aber es bleibt das gleiche: der Mensch muss mit sich – in seinen sozialen Bezügen – in der Umwelt zurechtkommen.

Und dazu braucht er eben bestimmte Fähigkeiten und Ressourcen. Und diese zu stärken und zu erhalten ist Anliegen der Psychomotorik im Alter/Motogeragogik. Unser Medium ist die Bewegungsarbeit.

Und so kommen wir also zu unserem Ausgangpunkt: In den Bewegungsstunden wollen wir die Kompetenzen stärken, die

- auf die Person bezogen sind (Ich-Kompetenz),
- auf ihre Eingebundenheit in ein soziales Netzwerk wirken (Sozial-Kompetenz),
- auf ihr Zurechtfinden in der Umwelt abzielen (Sach-Kompetenz).

Das ist zunächst abstrakt. Die Frage ist, wie man das in die Praxis umsetzen könnte. Wie können diese drei großen Kompetenzbereiche durch Bewegungsangebote gefördert werden? Wie können wir Erfahrungen ermöglichen, die den Menschen in die Lage versetzen, besser mit sich selbst und mit der Umwelt umzugehen? Denn indem man Erfahrungen macht, diese in sein Denken und Fühlen eingliedert, erfolgt Lernen. Und damit Weiterentwicklung, Stärkung, Stabilisierung. Und man ist besser gewappnet, auf die Hindernisse des Lebens zu reagieren. Aus diesem Grund sind die drei großen Kompetenzbereiche jeweils nochmals untergliedert: in die »Erfahrungsfelder«. Die einzelnen Erfahrungsfelder erklären zum einen, was dieser Bereich jeweils für den Menschen bedeutet und welche Entwicklungen im Alter zu erwarten sind. Zum anderen bieten sie ganz konkrete Vorschläge und Ideen an, wie man die Praxis gestalten könnte.

Aus wissenschaftlichen Zusammenhängen[1] wissen wir, dass im Zusammenklang dieser Erfahrungen (der Mensch ist ja schließlich nicht in einzelne »Schubladen« geteilt – dieses Modell ist ein abstraktes Denkmodell, mit dem die Praxis besser strukturiert werden kann) die Ressourcen des Einzelnen erhöht werden können. Es geht darum, Beweglichkeit zu erreichen (oder zu erhalten). Beweglichkeit in dem umfassenden Sinn von körperlicher, geistiger und seelischer Beweglichkeit – und damit Gesundheit und Wohlbefinden.[2]

Diese Erfahrungsfelder[3] sind im Alten- und Pflegeheim anders gefüllt als bei vitalen, selbständig lebenden älteren Senioren. Und zwar nicht in der grundsätzlichen Bedeutung, die sie jeweils für die menschliche Persönlichkeit haben, wohl

Der Mensch muss

Erfahrungsfelder	mit sich	in seinen sozialen Beziehungen	in der Umwelt zurechtkommen
	Ich-Kompetenz	**Sozial-Kompetenz**	**Sach-Kompetenz**
	• Körpererfahrung • Wahrnehmung • Bewegungsfähigkeit • Biolog.-organ. Grundlagen • Gedächtnis • Entspannung	• Gemeinsames Tun: Spielen Tanzen Singen • (Nonverbale) Kommunikation Körpersprache • Themen sozialer Interaktion	• Materiale Erfahrung • Sensomotorisches Handeln • Umgang mit den Dingen: - Zweck - Gebrauch • Natur

Abb. 1

aber in dem, mit welchen Inhalten, mit welchen Aufgaben und Übungen die Menschen überhaupt erreicht werden. Hier im Pflegeheim haben die Menschen andere Voraussetzungen, andere Bedürfnisse, andere Bedingungen als anderswo. Hier leben Menschen am Ende ihres Lebens. Die ursprünglichen Fähigkeiten und Kompetenzen, die sie ein Leben lang begleitet haben, sind verkümmert, die Ressourcen geschwächt, die Kräfte verbraucht. So kann es beispielsweise bei Übungen zur Körperwahrnehmung nicht mehr um das differenzierte Erspüren angesagter Körperteile gehen, sondern darum, durch Ausstreichungen der eigenen Schultern/Arme sich überhaupt selbst einmal wieder zu spüren. Bei Gedächtnisübungen können nicht mehr komplizierte Bewegungsaufgaben die Aufmerksamkeit fordern, sondern einfache Bewegungsketten, die nur aus zwei oder drei Formen bestehen. Oder um gemeinsames Tun zu erleben, sind nicht mehr Spielformen

1 PHILIPPI-EISENBURGER, M. (1991): Bewegungsarbeit mit älteren und alten Menschen. Schorndorf. Hofmann.
2 Vgl. EISENBURGER, M. (2004): Psychomotorik im Alter. In: Köckenbergen, H; Hammer, R.: Psychomotorik. Ansätze und Arbeitsfelder. Dortmund: Verlag modernes Lernen.
3 Ausführlich beschrieben und mit praktischen Anregungen versehen sind sie in: EISENBURGER, M. (2005): »Zuerst muss die Seele bewegt werden«. Psychomotorik im Pflegeheim. Dortmund: Verlag modernes lernen.

mit ausgefeiltem Regelwerk gefragt, sondern z.B. Fußball mit einem Wasserball im Sitzkreis. Bei der Gymnastik ist das äußere Bild weit weg von den »funktional richtigen« Bewegungen, jeder führt die Übungen so aus, wie es sein – nun im Alter veränderter – Körper zulässt – und das ist von außen betrachtet, meist sehr anders. Gemessen an den Erfahrungen des Erwachsenenalters sind hier nur noch kleine Erlebnisse möglich, die »Sensationen« des Lebens in dem (äußerlich sichtbaren) Ausmaß fehlen. Aber das Entscheidende ist: auch jetzt sind gute Erlebnisse, spürbare Genüsse und sinnliches Erleben absolut notwendig, um sich selbst zu spüren, selbst »da« zu sein. Um nicht zu versinken im Meer des Vergessens, um lebendig zu sein, muss man sich spüren, sich wahrnehmen, sich seiner bewusst sein. Und das geht (nur) durch bewegen. Um zu verdeutlichen, welche umfassende Bedeutung in den Erfahrungsfeldern für das menschliche Dasein liegt, seien nun einige Beispiele genannt.

1. Ich-Kompetenz (Person)

→ Weil wir um die Bedeutung von Körpererfahrung zur Erhaltung von Identität/Selbstbild wissen, werden vielfältige positive Körpergefühle ermöglicht (Badevergnügen, Massagen, Eincremen, Berührungen ...). Über die Berührung, über das Wahrnehmen ihres eigenen Körpers durch affektiven Körperkontakt können die Menschen ihre Subjektivität erleben, Identität bewahren und den Kontakt zu anderen aufrechterhalten.

→ Weil wir wissen, wie wichtig sinnliche Wahrnehmung über alle Sinneskanäle für das Gefühl des »Lebendigseins« ist, erzeugen wir viele Situationen zum Riechen, Tasten, Schmecken, Hören, Sehen (Riechfläschchen, Geschmacksproben von verschiedenen Früchten, Tastsäckchen ...).

→ Weil wir wissen, dass der Mensch (auch) ein biologischer Organismus ist und den Funktionsgesetzen der Biologie unterliegt (alle Funktionen, die nicht gebraucht werden, verkümmern) und weil wir wissen, dass der Mensch auf Bewegung hin angelegt ist und zu seinem (guten) Erhalt der Bewegung bedarf, schaffen wir möglichst viele Situationen, in denen sich der Mensch bewegt (Bewegungsstunden, Spaziergänge, Bewegungsanlässe im Alltag ...).

→ Weil wir wissen, dass oft neurologische Erkrankungen oder Deprivationserscheinungen zwar die höheren kognitiven Funktionen außer Kraft setzen, aber das Gedächtnis und die Gehirnleistungen auch des Übens bedürfen, bieten wir bewegungsorientierte Gedächtnisübungen an.

- Weil wir wissen, dass rhythmische Strukturierung von Anbeginn an unser Leben positiv beeinflusst, das Gefühl für Rhythmus aber oft verschüttet ist, versuchen wir über einfache Rhythmusübungen wohltuende Bewegungserfahrungen zu geben.
- Weil wir wissen, dass erst der Wechsel von Spannung und Entspannung Wohlbefinden ausmacht, suchen wir immer wieder Situationen anzubieten, in denen Entspannung und Wohlbefinden gefunden werden kann (Musik, Kerzen, Märchen lesen ...).

2. Sozial-Kompetenz (Soziales Netzwerk)

- Weil wir wissen, dass wir ein angeborenes Bedürfnis nach Nähe und sozialer Gemeinschaft haben, aber die Lebensbedingungen im Heim gerade die Gestaltung von »normalen« Beziehungen enorm erschweren, bieten wir viele Situationen, in denen Gemeinschaftsgefühl, Freude am gemeinsamen Tun, Gruppengeschehen erlebt werden kann (miteinander spielen, singen, tanzen ...),
- Weil wir wissen, dass Verstehen und Verständigung zu den Grundbedürfnissen des Menschen zählen, die logisch-formale Sprache aber oft nicht mehr ausreichend möglich ist, legen wir besonderen Wert auf nonverbale Kommunikation, auf Verstehen ohne Worte, durch Tonfall, Körpersprache, das Verstehen von emotional gefärbten Botschaften,
- weil wir wissen, dass die Würde und das Wohlbefinden eines Menschen (auch) davon abhängen, wertgeschätzt, ernst genommen und gemocht zu werden, bemühen wir uns um stabile, tragfähige Beziehungen, die gegenseitige Achtung, Wertschätzung und Zuneigung spüren lassen.

3. Sach-Kompetenz (Umwelt)

- Weil wir wissen, dass sensomotorisches Handeln in der frühen Kindheit den Grundstein legt für die Entwicklung aller kognitiven Fähigkeiten, für Begriffsbildung und Intelligenz und weil wir wissen, dass diese grundlegende Fähigkeit nicht verloren geht, auch wenn Krankheit die höheren kognitiven Funktionen außer Kraft setzt, sehen wir es als dringende Aufgabe, Situationen zu schaffen, die sensomotorisches Handeln, sensomotorische Erfahrungen ermöglichen und so – trotz neurologischer Defizite – kognitive Prozesse ermöglichen,

- weil wir wissen, dass mit diesem sensomotorischen Handeln materiale Erfahrungen gemacht werden, die den Bezug zur Umwelt erhalten und mit Leben füllen (sie brauchen immer wieder neue »Nahrung«, sonst verlieren sie sich), gestalten wir die Umwelt so, dass wir immer wieder etwas zum Anfassen, Riechen, Tasten haben, immer etwas in die Hand nehmen, drehen, wenden, hinstellen, fallen lassen, kurz: etwas tun,
- weil wir wissen, dass jeder Gegenstand auch zu anderen Dingen verwendet werden kann als dafür, wozu er hergestellt wurde (Zweck) und weil wir wissen, dass dieser freie Umgang mit Materialien Freude und Staunen auslöst (»ach, das kann man auch damit machen ...«) ermöglichen wir Experimentieren, Ausprobieren, Erfinden,
- weil wir wissen, welch heilsamer Einfluss von der Natur ausgeht, ermöglichen wir so oft wie möglich, draußen zu sein in freier Natur.

Noch etwas: Diese Menschen hier im Alten- und Pflegeheim sind – wie der Mensch am Anfang seines Lebens auch – auf intensive Zuwendung angewiesen. Und diese Zuwendung können wir in unserer psychomotorischen Arbeit geben, wir können vielerlei Anregungen bieten – und können dann erleben, dass wir Menschen erreichen, dass sich jemand aus seiner Zurückgezogenheit in die Welt zurück bewegt. Das Leben in einem Alten- und Pflegeheimes ist oft geprägt von großer Einsamkeit. Am Ende des Lebens kommen die Menschen in eine Welt, in der die herrschenden Bedingungen es noch schwerer machen, sich selbst treu zu bleiben und nicht zu verzweifeln. Einer der Anker ist, von anderen gehalten zu werden. Gute Begegnungen, die das Gefühl hinterlassen, wertgeschätzt, anerkannt, angenommen zu sein, sind von unschätzbarer Bedeutung. Wir müssen diese Stunde zu einer echten Begegnung gestalten, einer gute Begegnung zwischen Menschen. Bewegung ist nämlich auch Begegnung. Menschen, die bewegungslos geworden sind, erleben somit auch wenig Begegnung. Psychomotorische Stunden sind Stunden, in denen wir mehr Bewegung ins Leben holen und damit auch wieder mehr Begegnung. In den psychomotorischen Stunden kommt es nicht nur auf das »was« an, sondern entscheidend auf das »wie«. Bewegungsstunden können Begegnungsstunden sein – das ist das »Herz« der Psychomotorik.

Zur Methodik

Zur methodischen Umsetzung werden drei Wege vorgeschlagen.

Möglichkeit 1

Man wählt einen Schwerpunkt, also ein einziges Erfahrungsfeld aus, zu dem man in dieser Stunde verschiedene Aufgaben und Übungen anbietet. Der Spannungsbogen sorgt dafür, dass die Aufgaben nicht einfach »aneinandergereiht« werden, sondern in einem sinnvollen Zusammenhang stehen.

Möglichkeit 2

Man stellt die Stunde unter ein Thema, unter dem sich verschiedene Erfahrungsfelder wiederfinden und die Teilnehmer vielfältige Erfahrungen machen können.

Möglichkeit 3

In jeder Stunde findet eine ausführliche Gymnastik statt (die Stammübungen), dazu wählt man jeweils einen (kürzeren) weiteren Schwerpunkt aus einem der Erfahrungsfelder.

Im Unterschied zu bisherigen Veröffentlichungen[5] werden im vorliegenden Buch die Stundenbilder alle in eine der Organisationsformen gebracht, nämlich in die, die unter »Möglichkeit 2« vorgestellt wurde. Nicht mehr einzelne Erfahrungsfelder werden jeweils angesprochen, sondern in einer Stunde werden viele verschiedene Erfahrungsfelder vereinigt. Die Menschen werden damit in vielen verschiedenen Bereichen angeregt. Der »Schubladenkasten« der Motogeragogik dient als Gerüst, als Ordnungsrahmen, der im Hintergrund die Erfahrungsmöglichkeiten strukturiert. Weil wir um die Bedeutung der einzelnen Erfahrungsfelder wissen, versuchen wir, möglichst viele in der Bewegungsstunde zum Klingen zu bringen. Eine weitere Besonderheit dieses Buches liegt darin, dass der Schwerpunkt auf Alltagsmaterialien liegt. Gerade im Umgang mit Materialien, die wir aus anderen Zusammen-

5 Vgl. EISENBURGER, M. (2005): »Zuerst muss die Seele bewegt werden«. Psychomotorik im Pflegeheim. Dortmund: Verlag modernes lernen.

hängen kennen, ergeben sich wertvolle Impulse. Und, nicht zu vergessen: damit sind wir imstande, immer wieder ganz unterschiedliche, ganz lebendige und ganz abwechslungsreiche Stunden zu gestalten, die nichts oder wenig kosten. Angesichts knapper Kassen ist das auch ein nicht zu unterschätzender Vorteil ...

Persönlicher Ausblick

Komme ich in den Aufenthaltsraum, sitzen neun Menschen im Kreis – auf Stühlen oder in Rollstühlen. Die Rücken sind gebeugt, die Hände liegen bewegungslos im Schoß, die Blicke sind gesenkt. Sie sind in sich versunken, starren vor sich hin. Stille. Aber dann wird es anders, weil sie eine Verbindung herstellen zwischen meiner Anwesenheit und ihren Bewegungsstunden. Ich begrüße die Menschen, sie erkennen mich wieder, lächeln, heben den Kopf – und freuen sich auf die Stunde, die ihnen ein Gefühl des Lebendigseins, des wachen Daseins, des Lachens beschert.

W.E.R.: Die Ws, Es und Rs in unserer motogeragogischen Arbeit (Elisabeth Gstöttner/Thesi Zak)

Die motogeragogische Arbeit ist bewegend. Sie ist abwechslungsreich, überraschend, spannungsvoll – aber bei aller Vielfalt wird sie getragen und bestimmt von Grundprinzipen und Grundhaltungen, die sich unverkennbar durch alle Stunden ziehen. Diese werden im Folgenden zusammen getragen.

Wer sind die Menschen, die wir bewegend begleiten?

Wir begegnen Persönlichkeiten, die ein selbstbestimmtes Leben geführt haben und so weit wie möglich führen wollen.

Wie können wir diesen Menschen begegnen?

In unserer Arbeit steht die respektvolle, wertschätzende und ernstnehmende Haltung dem Menschen gegenüber an erster Stelle.

Was bieten wir ihnen?

Über das Medium Bewegung begeben wir uns in intensive Beziehung zu den Menschen, versuchen sie zu eigenständigem Tun anzuregen und ihr Selbstwertgefühl und somit ihr Wohlbefinden zu steigern. In unseren Begegnungen ermöglichen wir den Menschen ein aktives und positives Erleben ihres alten, möglicherweise kranken und schmerzenden Körpers in freudvoller Bewegung.

Wahrnehmung:

Um mit jedem Einzelnen in Beziehung treten zu können, muss der/die Motogeragoge/in den Menschen ganzheitlich wahrnehmen und diese Empfindungen in sich aufnehmen. So wird es ihm/ihr gelingen, die emotionale Ebene ihres/seines Gegenübers zu erreichen.

Würde:

»Ihre Würde ist unsere Pflicht«. Macht man sich diese Aussage immer wieder bewusst, wird es gelingen, den Menschen, die ein langes, erfahrungsreiches Leben hinter sich haben, entsprechend würdig zu begegnen.

Wertschätzung:

Die Aufgabe des/der Motogeragogen/in ist das aktive Beobachten, um auch kleinste Schritte und Erfolge eigener Aktivität zu registrieren, anerkennend zu erwähnen und somit wertzuschätzen.

Wille:

Das Prinzip der Freiwilligkeit hat in der Motogeragogik einen hohen Stellenwert – niemand ist verpflichtet mitzumachen. Einen freien Willen zu haben und diesen auch einsetzen zu können, gibt die Gewissheit, ernst genommen und wertgeschätzt zu sein (nach Renate Zimmer)[6]

Wissen:

Das Wissen und die Erfahrungen der Menschen, mit denen wir arbeiten, werden in unsere Einheiten einbezogen und somit gestalten der/die BewegungsgruppenleiterIn und die TeilnehmerInnen die Einheiten in einem dialogischen Prinzip. Eine Gruppe von 15 TeilnehmerInnen im Durchschnittsalter von 85 Jahren, ergibt 1275 Jahre Lebenserfahrung erfüllt mit umfassendem Wissen und Können, was nach besonderer Wertschätzung verlangt.

Wohlfühlen:

Bewegt sich der Mensch in einem Frei-Raum, der durch Sicherheit gebende Rituale und Strukturen begrenzt ist, trägt dies zum Wohlbefinden bei. In dieser Atmosphäre wird es möglich, Neues auszuprobieren, den Erfahrungsreichtum auszu-

6 vgl. ZIMMER, R.: »Handbuch der Psychomotorik«

bauen, selbsttätig zu werden und somit das Selbstwertgefühl zu heben. Ein Kreislauf entsteht, welcher das Selbstwertgefühl und dadurch das Wohlbefinden der TeilnehmerInnen steigert. Das positive Be- und Empfinden der BewohnerInnen wirkt sich wiederum auf die Arbeitsbedingungen der BetreuerInnen aus.

Eigenverantwortung:
Der eigenverantwortliche Umgang mit sich selbst und seinem Tun ermöglicht den Menschen ein Stück Selbstbestimmtheit wiederzuerlangen.

Erinnerungen:
Durch den vielfältigen Einsatz unterschiedlichster Materialien werden Erinnerungen wachgerufen. Diese Erinnerungsreisen regen zu Gesprächen und aktiven Handlungen an.

Erproben und Experimentieren:
Das unverfängliche, oftmals zweckentfremdende Erproben von und Experimentieren mit vielfältigen Alltags- und Naturmaterialien fördert die Kreativität, die Phantasie, das Denken und führt zu einem gewissen »Expertenwissen«.

Entwicklung:
Nicht das Erbringen einer größtmöglichen Leistung, sondern die bestmögliche, individuelle Entwicklung steht im Vordergrund psychomotorischer Entwicklungsbegleitung. Spielerisch und unterstützt von Materialien werden über das Medium Bewegung Fähigkeiten und Fertigkeiten in einfacher Weise unbemerkt gefördert. »Wir müssen uns verwickeln, damit wir uns entwickeln können.« (A.M. Comparetti

Emotionen:
Die intensive Beziehung des/der Motogeragogen/In zu jeder/m Einzelnen ermöglicht es, Emotionen zuzulassen und Gefühle zu zeigen. Gemeinsames Fühlen und Lachen verbindet und stärkt die sozial-emotionale Ebene.

Erfahrungen:
Neue Erfahrungen führen zu neuen Erlebnissen und ein aktives Erleben führt zur Belebung.

Erlebnisse:
Ist es möglich etwas zu erleben, vermittelt dies ein Gefühl von Spannung, Neugier und Vorfreude. Bilder und Erinnerungen werden wach und durch das Erlebte ergibt sich neuer Gesprächsstoff, der die Interaktion fördert.

Entspannung:
Spannung und Entspannung zu erleben steigert das Wohlbefinden und durchbricht die monotone Eintönigkeit, die den alten Menschen oft erfasst.

Energie:
Erleben, Erfahrungen sammeln, Spannung und Entspannung zu spüren setzt Energie frei, welche wiederum im Alltagsgeschehen eingesetzt werden kann.

Erweiterung:
Jedes neue Erleben kann zu einer Erweiterung der eigenen Handlungskompetenz, einer Erweiterung des Selbstwertgefühls und des Wohlbefindens beitragen.

Ereignisse:
Ereignisse bringen Abwechslung in den Alltag. Durch das Geschehen in unseren Einheiten werden Ereignisse aus dem aktiven Leben der TeilnehmerInnen in Erinnerung gerufen und möglicherweise neu erlebt und neu bewertet.

Erfassen:
Über das Anfassen des Materials kommt es zu einem neuerlichen Erfassen von Begriffen, Zusammenhängen und Wissen.

Entdeckungen:
Entdeckungen machen Freude, erzeugen Neugier und positive Spannung und laden ein sich auf etwas »Neues« einzulassen. Die Menschen können im bewegenden Geschehen verloren geglaubte Fähigkeiten wiederentdecken und einsetzen.

Erwartungen:
Mit jeder Einheit wächst die freudige Erwartungshaltung auf kommende gemeinsame Bewegungsabenteuer.

Rituale:
Rituale schaffen einen Wiedererkennungseffekt, Sicherheit und Vertrautheit.

Respekt:
Der respektvolle Umgang miteinander ist ein Grundprinzip in der psychomotorischen Entwicklungsbegleitung

Ruhe:
Das regelmäßige Angebot, getragen von Ritualen, gibt Sicherheit und ermöglicht eine angenehme innere sowie äußere Ruhe der TeilnehmerInnen.

Rundheit:
Durch Rituale, Strukturen und wiederkehrende Elemente achten wir auf Fülle und Abrundung unseres Angebotes.

Rückschau:
in die Vergangenheit: Erinnerungen wecken, damit die Biografie der Menschen berücksichtigen und einbeziehen, um Vergangenes möglicherweise neu bewerten zu können.

Reflexion:
Gemeinsam das Erlebte zu reflektieren, ermöglicht eine Vertiefung des Geschehens und wirkt sich positiv auf das Erinnerungsvermögen und die Merkfähigkeit aus. Die Reflexion motiviert zum Sprechen und dient der Bewusstmachung des Erlebten.

Rhythmus:
Sowohl der individuelle Rhythmus jedes/r Einzelnen als auch die Einbeziehung rhythmischer Elemente in die Gestaltung unserer Stunden haben große Bedeutung.

Rückfragen:
Rückfragen ermöglichen ständig im Dialog zu bleiben und somit den Bedürfnissen der TeilnehmerInnen gerecht zu werden.

Raum:
Der Raum in der Bewegungsstunde ist Frei-, Handlungs-, Interaktions- und Spielraum, begrenzt durch Rituale. In ihm können es die Menschen wagen, zu experimentieren und ein Stückchen aus sich heraus zu wachsen.

Reize:

Durch unsere Impulse, das vielfältige Materialangebot und die damit verbundenen Erfahrungsmöglichkeiten wird die ganzheitliche Förderung über alle Sinne ermöglicht.

Reaktion:

Selbsttätiges Agieren führt zu gesteigertem Reaktionsvermögen, welches das tägliche Leben erleichtert und Sicherheit gibt.

Regungen:

Körperliche Bewegungserfahrungen setzen geistige Regungen in Gang.

Ressourcen:

In der psychomotorischen Entwicklungsbegleitung werden die individuellen Stärken jedes/r Einzelnen spürbar gemacht.

Regelmäßigkeit:

Die Erfahrung in unserer Arbeit hat gezeigt, dass die Regelmäßigkeit unserer Begegnungen eine deutliche Verbesserung der Lebensqualität hochaltriger Menschen mit Demenzerkrankung bringt.

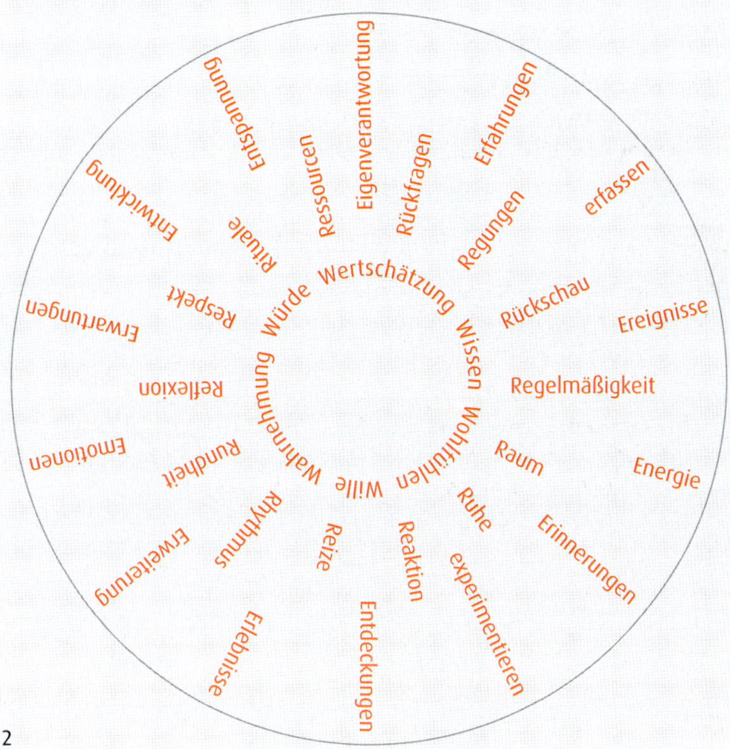

Abb. 2

Zur Handhabung des Praxisteils

Alle Einheiten sind in unserer Praxis im gemeinsamen Tun mit den alten Menschen entstanden. Ausgehend von unseren Planungen und Impulsen haben sich in den Stunden die Ideen in wechselseitigem Zusammenspiel mit den Teilnehmern weiter entwickelt.

Und so ist auch eine direkte Übernahme der gesamten Stundenbilder oft nicht ratsam, denn in der psychomotorischen Entwicklungsbegleitung kann es – so wie generell in der Arbeit mit Menschen – keine »Patentrezepte« geben. Es geht in erster Linie darum, sich intensiv mit den Menschen der eigenen Gruppe auseinanderzusetzen, um zu erkennen, welche Bedürfnisse, Interessen, Lebensthemen und Ressourcen jeweils vorhanden sind. Ausgangs- und Bezugspunkt sind die Basisdimensionen der Psychomotorik (Beziehung – Raum – Zeit), wobei die Beziehung an oberster und wichtigster Stelle steht.

Natürlich spielt die körperliche und geistige Verfassung unserer Teilnehmer eine sehr wichtige Rolle und ist mitentscheidend für die Auswahl der Erfahrungsfelder mit ihren jeweiligen Aufgaben, Impulsen und Übungsformen, die wir in unseren Einheiten anbieten. Der Inhalt dieses Buches ist ausgerichtet auf die Arbeit und Begleitung hochbetagter, nahezu immobiler Senioren sowie Menschen mit Demenzerkrankung.

Auf den nun folgenden Seiten findet sich eine Fülle von Ideen und Anregungen. Für die praktische Anwendung wird es oft günstiger sein, nur einige der Spiele, Impulse und Bewegungsideen passend für die eigene Gruppe zusammenzustellen. Strukturierungskriterium sollte sein, immer nur ein Stundenthema für eine Stunde zu wählen, damit die Teilnehmer nicht überfordert und zusätzlich verwirrt werden. Dieses Stundenthema wird dann mit Aufgaben aus verschiedenen Erfahrungsfeldern »belebt« und so für die Teilnehmer erfahrbar. Je eingeschränkter die Menschen Ihrer Gruppe sind, desto weniger verschiedene Spiele und Anregungen können Sie einbringen. Es braucht manchmal viel Zeit und behutsames Nachfragen, bis die Aufgabe »durchsickert« – aber umso freudvoller ist es dann zu sehen, wie sie – jeder macht es auf seine Weise – umgesetzt wird. Wir müssen lernen, auch kleinste Regungen und minimale Bewegungen zu erkennen und – wert zu schätzen.

Beim Start einer neuer Gruppe müssen eine Vielzahl an Anregungen von Seiten des/der BewegungsgruppenleiterIn gegeben werden. Aber es ist ein Schwerpunkt in der psychomotorischen Entwicklungsbegleitung, die Menschen Stück für Stück dahingehend zu motivieren, eigene Ideen zu kreieren, auszuprobieren und somit durch vermehrt erlebte Selbsttätigkeit wieder ein Stückchen mehr Selbstständigkeit zu gewinnen. So finden Sie in den Stundenbildern immer wieder solche Fragestellungen, welche die Menschen zum Finden eigener Ideen anregen sollen. Je länger Sie eine Gruppe begleiten und bewegen, desto mehr wird von den Teilnehmerinnen selbst kommen, sogar in Gruppen mit Menschen, die an Demenz erkrankt sind.

Bei jeder Einheit finden sich Vorschläge zum Einsatz bestimmter Musikbeispiele. Oft fällt es schwer, passende Musik zu finden, wobei sich in der Praxis gezeigt hat, dass es wichtig ist, dass der/die BewegungsgruppenleiterIn nach ihrem Geschmack die Auswahl bewegender Musikstücke trifft. Genau so wichtig ist, den Musikgeschmack der alten Menschen zu treffen (lieber »Volksmusik als Techno«) und mit Wissen über die Musik, die in deren Jugend und in deren Leben eine Rolle gespielt hat, zu verknüpfen. Bewährt haben sich auch Schlager der 40er und 50er Jahre.

Zu achten wäre auf Rhythmus, Text und darauf, Musik nur dann zu verwenden, wenn es darum geht, die Musik als bewegendes Element einzusetzen. Musik soll in den motogeragogischen Bewegungseinheiten nicht als Untermalung oder Hintergrund dienen. Auch sollte sie nie gleichzeitig mit einer Aufgabenstellung, die Konzentration erfordert, eingeplant werden. Sehr achtsam sollte man bei der Auswahl dahingehend sein, dass Musik aus den 30er und 40er Jahren durchaus auch traurige Erinnerungen wecken kann.

Die bewegende Beschäftigung mit Alltagsmaterialien hat den Vorteil, dass die Menschen diese Gegenstände aus ihrem aktiven Leben kennen und damit Erinnerungen und Bewegungen assoziieren. Ausgehend von dem damit bekannten Gebrauch und den dazugehörenden Bewegungen ist es für die alten Menschen besonders reizvoll, diese Materialien zweckentfremdet zu verwenden und im Spiel und durch Bewegung neue Erfahrungen damit zu machen. Automatisch wird somit die Kreativität, die Phantasie und die Eigenaktivität jedes/r Einzelnen geweckt und der Humor und der Spaß am Tun kommen keineswegs zu kurz.

Frühjahr

1. Blumen pflanzen

Material: Pflanze in Töpfchen, Blumentöpfe (Durchmesser 12–14 cm) für jede/n TeilnehmerIn, Bambusstangen, Gartenhandgeräte (z.B. kleine Schaufel, Handrechen), Blumenzwiebel, Luftballon

Musik: Heinz Rühmann, »Das Regenwurmlied«, instrumentale Landmusik, Entspannungsmusik

- Ein Topfpflänzchen wird durch den Kreis gereicht: Schauen, Spüren, Riechen. Gespräch über die Pflanze, die Erde, die Beschaffenheit der Blätter u.Ä.
- Erinnerung an Lieblingspflanzen, Pflanzennamen. Erzählen dieser Erinnerungen.
- Frage: »Was brauchen wir, wenn wir Pflanzen in die Erde setzen wollen?« Imaginäres Herrichten von Umpflanz- bzw. Gartenutensilien, in pantomimischen Handlungen »bepflanzen« wir ein Beet. Frage: »Was bleibt uns nun über?« (die leeren Töpfchen).
- Jeder nimmt von einem Töpfchenturm, mit welchem die Gruppenleitung von TeilnehmerIn zu TeilnehmerIn geht, einen Topf herunter und experimentiert mit diesem. Fragen: »Wie können Sie den Topf bewegen? Wie können Sie sich mit dem Topf bewegen?«
- Gymnastik mit dem Topf: Topf als Hut. Bei einer Verbeugung fällt er herab und muss gefangen werden. Topf wandert in hohem Bogen von einer Hand zur anderen und zurück. Topf wird nur mit Fingerspitzen gegriffen und von einer Hand zur anderen gereicht. Topf wird auf den Schoß gestellt und vorsichtig durch die Bewegung der Beine bewegt. Topf wird ein »Schuhspitzenschoner« und mit den Füßen bewegt.
  - Wurf- und Fangspiele: Die Gruppenleitung steht in der Mitte des Kreises und spielt mit jeder/m Teilnehmer/in 3 – 8 Mal (je nach körperlicher Verfassung) mit dem »fliegenden« Topf.

- Tanzende Töpfchen: Jede/r stellt seinen Topf vor sich auf den Boden. Die Gruppenleitung verteilt Bambusstöcke, welche mit einem Ende in die Töpfe ragen. Zu instrumentaler, nicht allzu flotter Landmusik tanzt der Topf am Stock.
- Topfhockey: Die Töpfe werden mit Schwung kreuz und quer im Kreis bewegt. Wer einen erwischt, schubst ihn gleich mithilfe der Stange weiter.
- Geschicklichkeitstraining: Durch Weitergabe von Blumenzwiebel, Gießkännchen, Schaufel, Rechen von Topf zu Topf rundherum im Kreis.
- Topf als Rhythmusinstrument: Frage: » Können Sie sich vorstellen, den Topf als Musikinstrument zu verwenden?« Erproben der Ideen. Zum »Regenwurmlied« setzen wir den Topf als Trommel ein.
- Topf wird als Boxhandschuh über die Hand gestülpt. Gruppenleitung geht im Kreis als »Kampfpartner« = Partnerkraftübung.
- Jede/er nimmt den Topf als Ballonwurfmaschine: Ein Ballon soll nun seine Runden drehen und nur mit dem Topf berührt werden.
- Töpfe werden (sofern sie unten Löcher haben) im Kreis auf eine Schnur gefädelt und wandern so eine Runde im Kreis. Variante: Richtungswechsel.
- Begleitet von einer Entspannungsmusik wird das Töpfchen zum Massagegerät; entweder zum Abklopfen der Beine und Arme oder zum Abrollen.

2. Die Balkon-/Gartenarbeit

Material: Gartenhandschuhe, Kaktus, Murmeln, Holzstäbchen, Watte, Gartenwerkzeuge, Igelball

Musik: Comedian Harmonists, »Mein kleiner grüner Kaktus«, instrumentale Volksmusik (Landler, Boarischer), Entspannungsmusik

- Zeigen eines Kaktus. Vorsichtiges Fühlen der Stacheln, Beschreiben der Pflanze.
- Ausgehend vom Betrachten und Befühlen wird ein Gespräch über diese und ähnliche Pflanzen entwickelt. »Erinnern Sie sich an andere Pflanzen mit Stacheln? Was ist jetzt am Balkon oder im Garten zu tun? Wie können wir unsere Hände schützen, wenn wir zum Beispiel Kakteen auf den Balkon oder in den Garten stellen oder stachelige Büsche zurückschneiden?«
- Jede/r wählt aus einem Korb einen Gartenhandschuh (wenn möglich einen, der auf der Handflächenseite Noppen hat).
  - Handschuh betrachten, fühlen, beschreiben, anprobieren.
- Geschicklichkeitsspiel: Zum Lied »Mein kleiner grüner Kaktus« wird nun der mitgebrachte Kaktus von TeilnehmerIn zu TeilnehmerIn gereicht. Bei einer sehr schwachen Gruppe reicht die Gruppenleitung den Kaktus weiter.
- Bewegungsexperimente mit dem Handschuh: »Ist der Handschuh flugtauglich?« Wurf und Fangspiel, indem die Gruppenleitung den Handschuh zuwirft und fängt.
  - Fingergeschicklichkeit: Jeweils mit zwei Fingern wird ein Handschuhfinger ergriffen, zwei Finger der anderen Hand übernehmen den Handschuh an einem anderen Handschuhfinger ... bis alle Finger durch sind.
  - Ein Igelball wird nun von TeilnehmerIn zu TeilnehmerIn gegeben oder geworfen. Es soll möglichst nur die Hand, die den Handschuh angezogen hat, benutzt werden. Variante: Gartenwerkzeuge wie Handschaufel, Handrechen, Gießkännchen werden mit der Handschuhhand weitergegeben.

- Merken der Farbe und Beschaffenheit des eigenen Handschuhes. Dieser wird beim Sessel oder Rollstuhl versteckt. Hinweis: »Versuchen Sie sich zu merken, wo Sie Ihren Handschuh versteckt haben«.
- Nun werden unterschiedlich gefüllte Handschuhe im Kreis gereicht, z.B. ein Handschuh gefüllt mit Murmeln (Glaskugeln), ein mit Watte ausgestopfter Handschuh und einer mit Holzstäbchen in den Handschuhfingern. Fühlen, Beschreiben, Besprechen. Nachsehen, was tatsächlich darin versteckt ist.
- Erinnern, wo der eigene Handschuh versteckt wurde. Hervorholen des Handschuhs.
- Handschuh zu Musik (Landler) in Bewegung bringen (»tanzen lassen«), entweder jede/r für sich oder mit der Sitznachbarin. Variante: Manche dieser Gartenhandschuhe haben auch eine Gummischlaufe am Handrücken und könnten auf einer Schnur aufgefädelt und so im Kreis in Bewegung gebracht werden.
- Entspannung: Begleitet von Entspannungsmusik mit dem Handschuh eine Abriebmassage, dort wo es jeder/m angenehm ist.

3. Der Frühjahrspaziergang

Material: Blumen, flauschige Duschschwämme, Baustellennetz, Seile

Musik: Comedian Harmonists, »Veronika der Lenz ist da« oder ländliche Marschmusik, Frühlingsstimmenwalzer, Swing, Antonio Vivaldi, »Vier Jahreszeiten«

→ Ein Blumensträußchen oder eine einzelne Frühlingsblume wird im Kreis herumgereicht. Betrachten, Berühren, Riechen ...

→ Gespräch über die ersten Frühlingsboten, Frühlingsblumen, die die Menschen in Erinnerung haben. Beschreiben verschiedener Frühlingspflanzen. Erinnern, wo man diese findet.

→ Imaginär bereiten wir uns auf einen Frühlingsspaziergang vor. Mit folgenden Fragen wird die Erinnerung an die Tätigkeit beim Anziehen geweckt: »Welches Kleidungsstück wählen wir aus der Garderobe? Es weht ein leichter Wind. Wie schützen wir unsere Frisur? Welches Schuhwerk scheint Ihnen passend?« u.Ä.

- Jeweils zu dem genannten Kleidungsstück wird eine passende Bewegung ausgeführt; z.B. wenn wir den »Hut von der Ablage nehmen« strecken wir uns entsprechend nach oben. Wenn wir »die Schuhe« anziehen, versucht sich jede/r so gut wie möglich hinabzubeugen ...

→ Begleitet von Musik (»Veronika der Lenz ist da« oder ländliche Marschmusik) spazieren wir los: Schrittbewegung (Fittere Teilnehmer tatsächlich im Kreis, eventuell gestützt von der Gruppenleitung oder aber im Sitzen).

→ Nach dem Musikende stellen wir uns vor, an einer Wiese angekommen zu sein: Gemeinsam beschreiben, was es auf dieser Wiese zu sehen gibt, »Was können wir auf einer Wiese hören?«

→ Gemeinsam stellen wir uns vor, dass vor uns eine bunte Blumenwiese liegt und benennen Namen dieser Blumen. Wir pflücken einen bunten Strauß, den wir nach Hause tragen möchten.

→ Gedächtnisspiel: Jede/r die/der möchte, nennt eine Blume, die sie/er gepflückt hat und die Gruppe versucht sich diese Namen zu merken.

- → Begleitet von Musik »gehen« wir wieder heim.
- → Blumen werden »eingewässert« und auf einen Tisch gestellt. Nun erinnert sich die Gruppe gemeinsam, welche Blumen vorhin genannt wurden.
- → Die Gruppenleitung geht mit einem Korb voller bunter »Zauberblumen« = Schwamm durch den Kreis, jede/r wählt eine aus.
  - Bewegungsexperimente mit den Schwammblumen: Jede/r soll versuchen, Ideen zu finden, wie man sich mit dem Schwamm oder wie man den Schwamm bewegen kann. Ideen werden aufgegriffen und erprobt.
  - Handgeschicklichkeit: Jede/r versteckt seine Blume in den Händen und lässt ihre/seine Zauberblume dann ganz langsam erblühen, indem sie/er die Finger immer lockerer lässt, bis sich die Hände öffnen und die »Blume« ganz erblüht.
  - Blütentanz: In der Mitte des Kreises wird ein grünes Baustellen-Gerüstabdeckungsnetz ausgebreitet. Alle TeilnehmerInnen versuchen, sich die Farbe ihrer Blume gut zu merken und werfen diese auf die »Wiese«.
  - Die Gruppenleitung gibt nun jeder/m TeilnehmerIn ein Stück des Netzes in die Hände und zum Frühlingsstimmenwalzer tanzen die Blüten am Netz.
  - Nach dem Tanz versucht jede/r sich an ihre/seine Blütenfarbe zu erinnern und bekommt dann die entsprechende Farbe zugeworfen.
- → Meist haben diese Schwämme eine Schlaufe, womit Folgendes möglich ist: Der Kreis wird geöffnet und einige Stühle so verschoben, dass sich eine Gasse bildet, in welcher sich jeweils zwei TeilnehmerInnen gegenüber sitzen. Jede/r fädelt durch die Schlaufe ihres/seines Schwammes den eigenen Schwamm, so dass die jeweils einander gegenüber Sitzenden je ein Seilende des gleichen Seiles in Händen halten und auf diesem Seil ihre zwei Schwämme baumeln lassen. Zu Swing-Musik werden nun die Schwämme auf den Seilen in Bewegung und in Schwung gebracht.
- → Jede/r erhält wieder ihren/seinen Schwamm und zum »Frühling« (aus Antonio Vivaldis »4 Jahreszeiten«) gibt es entweder eine Massage am eigenen Körper, eine Partnermassage mit dem/der Sitznachbar/in oder die Gruppenleitung geht im Kreis und bietet den TeilnehmerInnen an, ihn/sie zu massieren.

4. Der Frühjahrsputz

Material: Putzschwämme verschiedenster Art, Netz

Musik: »Ich wollt ich wär ein Huhn«, Max Raabe, Tanzmusik, Entspannungsmusik

- Ein Tastsack, gefüllt mit unterschiedlichen Putzschwämmen, wird jeder/m TeilnehmerIn gereicht. Versuchen von außen zu spüren, was darin sein könnte. Besprechen der Tastwahrnehmungen und enthüllen des Geheimnisses.
- Gespräch über das Putzen, die Tradition des Oster-/Frühlingsputzes, Erinnerungen daran.
- Ein aus vielen verschiedenen, bunten Schwämmen mit Malerkreppband zusammengeklebter Schwammball kommt ins Spiel. Werfen und Fangen, Faustball, Fußball.
- Jede/r wählt einen einzelnen Schwamm aus und zu Musik beginnen wir zu putzen: uns selber, unseren Sitz, den/die Nachbarn/in.
- Vorstellung von Einrichtungsgegenständen, die von uns geputzt werden, z.B. Tisch, Kasten, Türstock, Fensterrahmen u.Ä. Entsprechend dem Genannten werden die passenden Bewegungen ausgeführt.
- Ideen finden, wie der Schwamm von Kopf bis Fuß gehalten werden kann, ohne dabei die Hände zu verwenden.
- Schwammwanderung: Schwämme werden im Kreis weitergereicht, auf ein Signal, wie zum Beispiel klatschen – Richtungswechsel, merken welche Farbe der eigene Schwamm hat, um diesen dann wieder zu erlangen.
- »Schwammschlacht«: Die Gruppenleitung steht in der Kreismitte und jede/r bewirft den/die in der Mitte stehende/n mit den Schwämmen und er/sie wirft zurück.

- Schwammtanz: Alle Schwämme werden auf das Netz geworfen und zu Musik tanzen die Schwämme los, Memoryeffekt: merken der Farbe und Beschaffenheit des eigenen Schwammes, um diesen danach wiederzuerkennen.
- Entspannung: zu Entspannungsmusik sich selbst oder den/die Nachbarn/in mit dem Schwamm abtupfen.
- Zielwurf der Schwämme in einen Kübel.

5. Bewegungsabenteuer mit Geschirrtüchern

Material: Geschirrtücher, Kochlöffel, Schnur

Musik: »Swing«-Tanzmusik, sanfte Instrumentalmusik, rhythmische Entspannungsmusik

- Ein Tastsack – gefüllt mit Geschirrtüchern und Kochlöffeln – wird geworfen und gefangen. Spüren, was darin sein könnte. Besprechen des Inhalts, Auspacken. »Woran erinnern die zum Vorschein gekommenen Dinge?«
- Ausführen von genannten Tätigkeiten/Bewegungen.
- Jede/r versucht, eigene Ideen zu finden, das Geschirrtuch bzw. sich mit dem Geschirrtuch zu bewegen. Aufgreifen und erproben der gefundenen Bewegungsmöglichkeiten.
    - Jede/r knüpft aus dem Geschirrtuch einen Ball; Bewegungsexperimente mit den Geschirrtuchbällen, jede/r für sich und gemeinsam mit der Gruppenleitung die im Kreis von TeilnehmerIn zu TeilnehmerIn geht, um über das Material in direkten Kontakt zu gehen.
    - Zuordnungsübungen: Unterschiedlichkeiten der Geschirrtücher erkennen und beschreiben. Die TeilnehmerInnen, deren Handtücher das gleiche Muster haben, winken sich zu. Gruppenleitung nennt eine Farbe bzw. ein Muster. Die TeilnehmerInnen, deren Handtuch die genannte Farbe bzw. das genannte Muster hat, schwingen es in die Höhe.
    - Zielwurf: Jeweils ein Geschirrtuch einer Musterung/ Farbe wird in die Kreismitte gelegt. Nur gleich aussehende Handtücher sollen auf diese Zielfläche geworfen werden.
    - Geschirrtücher werden nun auf den Kochlöffel gehängt und los gehts mit einem flotten Tanz. Zu Musik werden die Geschirrtücher auf dem Kochlöffel geschwungen und der die Gruppenleitung geht von TeilnehmerIn zu TeilnehmerIn und steht als Tanzpartner zur Verfügung = das Geschirrtuch wird zwischen den Kochlöffeln hin und her geschupft.

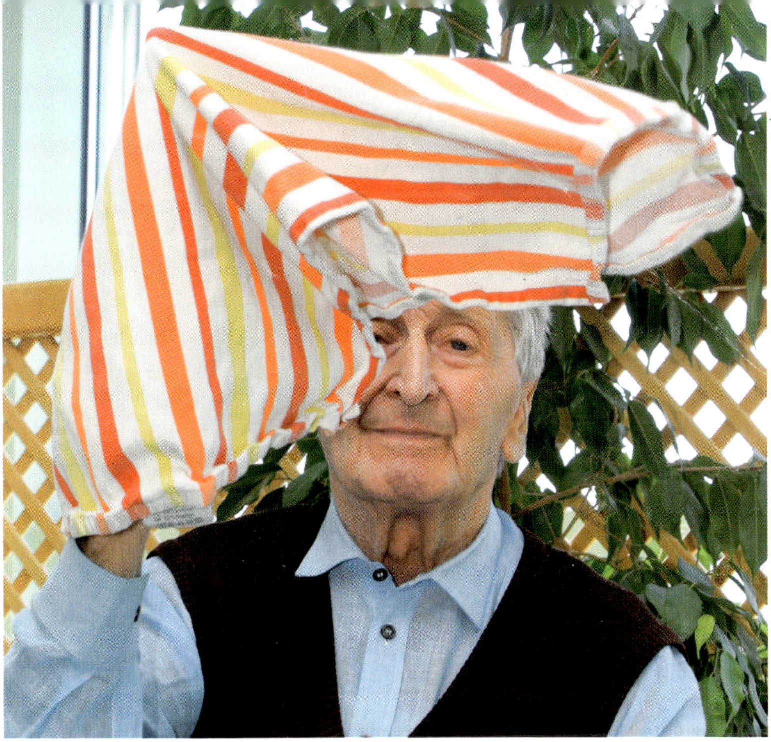

- Geschirrtücher werden mit der Hand gewaschen: Tätigkeiten, wie Einweichen, Schwemmen, Schrubben, Reiben, Wringen ... werden genannt und ausgeführt.
- Eine Schnur wird im Kreis gereicht, so dass jede/r die Möglichkeit hat, sein Geschirrtuch auf das Seil zum Trocknen zu hängen.
- Bewegen des Seiles im »Wind« (zu Musik).
- Geschirrtuch abnehmen und falten. Weiterreichen zum Stapeln.

→ Entspannung: Abklopfmassage mit Kochlöffel.

6. Die Gartensaison ist eröffnet

Material: Gartensesselauflagen/Sitzpolster; verschiedene Bälle; unterschiedliche Naturmaterialien, Seile

Musik: ländliche Marschmusik, Tanzmusik, Entspannungsmusik

- Kalenderblatt vom Tagesabrisskalender wird durchgereicht. Daraus wird ein Gespräch über die Jahreszeit entwickelt: »Was ist alles zu tun, damit man es sich im Garten oder auf dem Balkon in der Sonne gemütlich machen kann?« Tätigkeiten, um den Garten oder den Balkon für die Schönwettersaison herzurichten, werden besprochen.
- »Auf gehts« mit Marschmusik zu einem Arbeitsstündchen, um den Garten oder Balkon Frühlingstauglich zu machen. Gehen im Sitzen oder (mit fitteren TeilnehmerInnen) im Kreis.
- Die genannten Tätigkeiten wie z.B. Rechen, Erde auflockern, Blumentöpfchen hinaustragen, Gartenmöbel herräumen und reinigen u.Ä. werden imaginär dargestellt.
- »Bevor wir die Gartensitzpölsterchen auflegen, müssen sie gründlich geschüttelt werden und bei dieser Gelegenheit probieren wir aus, was man noch so alles mit ihnen machen kann!« Sitzpölsterchen werden im Rahmen eines Reaktions-Fangspieles in die Runde gebracht. Jede/r TeilnehmerIn achtet auf Blickkontakt des Bewegungsgruppenleiters. Bei Blickkontakt wird das Polster geworfen und soll gefangen werden.
  - Um in Schwung zu kommen, schütteln wir unsere Sitzpolster kräftig aus.
  - Farberkennungs- und Zuordnungsspiele: Genaues Betrachten und wenn möglich Beschreiben des Aussehens der Polster. Unterschiede erkennen und formulieren. Eine Farbe wird gerufen – nur mit Pölsterchen dieser Farbe winken. Frage: »Wie viele gibt es in der genannten Farbe?« Eine Farbkarte wird in die Kreismitte gelegt, nur Polster der gleichen Farbe sollen nun in die Mitte geworfen werden. Pölsterchen werden eventuell begleitet von Musik im Kreis weitergereicht, Merken der Farbe des

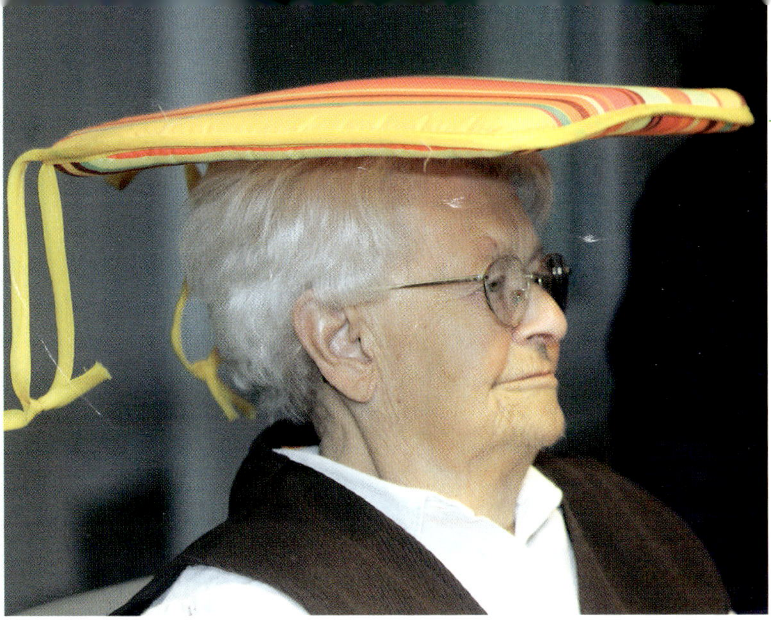

eigenen Polsters. Bei Musikstopp erinnern, welche Farbe das eigene Polster hatte und dieses wieder zu sich nehmen.

- Gemeinsam werden Bewegungsideen kreiert. Kopf- bis Fußgymnastik mit dem Polster, z.B. Polster als Hut, Polster als Aktentasche unter den Arm geklemmt, von einer Hand in die andere reichen, um den Körper wandern lassen u.Ä. »Wie könnten Sie das Polster halten, ohne die Hände zu verwenden?« Einklemmen in verschiedenen Körperteilen.
- Ein Luftballon wird ins Spiel gebracht: Nun werden die Polster zu Luftballontennisschlägern.
- Unterschiedlich große und schwere Bälle sollen nun von Polster zu Polster bewegt werden. Entweder im Kreis von TeilnehmerIn zu TeilnehmerIn oder jeweils zwischen Gruppenleitung und TeilnehmerIn.
- Polster dienen als Weitergabetablett für verschiedene Gegenstände oder Naturmaterialien aus dem Garten.
- Nach getaner Arbeit begeben wir uns zum Tanz: Jeweils zwei TeilnehmerInnen sitzen einander gegenüber (aus dem Kreis eine Gasse bilden). In die Befestigungsbändchen des Polsters wird eine Schlaufe geknotet und jede/r TeilnehmerIn fädelt einen Polster auf ein Seil, welches zwischen ihr/ihm und ihrem/seinem Gegenüber gespannt wird. Tanz der Polster auf dem Seil zu entsprechender Musik.

→ Entspannung: Die Polster werden eingerollt und dienen so als Massagegerät für eine Abrollmassage.

7. Die neue Frühjahrsmode

Material: Kleiderbügel, Anziehpuppe, Bälle, Hut, Seidenschal, Handschuh, Seile

Musik: «Landler« oder Seniorentanz, Giorgia Feidmann, Klarinettenmusik

→ Eine Ankleidepuppe aus Papier (im besten Fall mit einem Wintergewand und einem Frühjahrsmodell ausgestattet) wird durch den Kreis gereicht. Gespräch über die Puppe, die Kleidung, den Unterschied des Winter- und Frühjahrsgewandes. Frage: »Wie geht das vor sich, wenn wir die Frühjahrsmode aus dem Kleiderschrank holen und die Wintersachen einmotten?«

- Imaginäre Bewegungen der Tätigkeit des Schrankräumens, Vorstellung, dass man das ein oder andere Stück ausmustert »Was bleibt uns über, wenn wir das Gewand heruntergeholt haben?« – der Kleiderbügel aus Draht.

→ Jede/r erhält einen Kleiderbügel.

- Gespräch über die Materialbeschaffenheit. Frage: »Gibt es eine Möglichkeit, die Form des Bügels zu verändern?«
- Kräftigungsübung, indem der Kleiderbügel beidhändig gebogen wird, so dass er die Form eines Drachen annimmt. Anschließend den Kleiderbügel wieder in die ursprüngliche Form bringen.
- Gymnastik von Kopf bis Fuß mit dem Kleiderbügel. Jede/r versucht, eigene Bewegungsideen zu finden.
- Kleiderbügel als Ballschläger: Unterschiedlich schwere Bälle werden im Sitzkreis ins Rollen gebracht, bewegt durch die Kleiderbügel.
- Leichtere Bälle, wie z.B. Wasserball oder Luftballon werden auf den Kleiderbügeln von Sitznachbar/in zu Sitznachbar/in gereicht. Variante: Richtungswechsel.
- Geschicklichkeitstraining: Nacheinander werden z.B. ein Hut, ein Handschuh, ein Stoff oder Schal von Kleiderbügeleck zu Kleiderbügeleck weitergereicht.

- Kraftprobe mit dem Kleiderbügel: Die jeweils nebeneinandersitzenden TeilnehmerInnen wenden sich einander zu und hängen ihre Kleiderbügel mit dem Haken aneinander. Nun kommt es zum Kräftemessen, indem jeweils eine/r versucht, die/den andere/n zu sich zu ziehen.
- Kleiderbügeltanz: Nach erfolgreichem Kräftemessen versuchen die beiden einander zugewandten TeilnehmerInnen, zu Musik (Landler, Seniorentanz) gemeinsam in Schwung zu kommen.
- Kleiderbügelseilbahn: Der Kreis wird zu einer Gasse geöffnet und die jeweils einander gegenübersitzenden TeilnehmerInnen erhalten gemeinsam ein Seil: Jede/r hängt seinen Kleiderbügel auf das Seil und nun wird gemeinsam erprobt, die »Gondeln« = Kleiderbügel in Fahrt zu bringen, ohne dass diese abstürzen.
- Abklopfmassage: Begleitet von Musik (z.B. »The singing Klarinette«, Giorgia Feidmann) klopft sich jede/r mit dem Kleiderbügel ab bzw. die Gruppenleitung fragt die TeilnehmerInnen, ob sie am Rücken abgeklopft werden möchten.

8. Renovierungsarbeiten

Material: Pinsel, leerer Farbeimer, runde, bunte Putzschwämme, Malerabdeckfolie

Musik: »Das alte Hause von Rocky Docky«, Tanzmusik; Entspannungsmusik

→ Spachtel, Hammer, Malerrolle liegen in der Mitte des Kreises und werden der Reihe nach durchgegeben. Gespräch über die mitgebrachten Gegenstände. »Wozu braucht man diese Werkzeuge?«

→ Aus einem Eimerchen wählt sich jede/r einen Pinsel.

- Fühlen und Beschreiben des eigenen Pinsels. Unterschiedlichkeiten der verschiedenen Pinsel erkennen und benennen,
- Begleitet von Instrumentalmusik werden die Pinsel im Uhrzeigersinn im Kreis herumgereicht, damit jeder die Möglichkeit hat, die Unterschiedlichkeiten zu spüren.
- Erinnern, wie der zuvor gewählte Pinsel aussah und diesen wiedererlangen.
- Zur Melodie von »Das alte Haus von Rocky Docky« den Pinsel in Bewegung bringen.
- Sessel oder Rollstuhl frisch streichen. Dabei versuchen, möglichst viele Stellen des Stuhles zu erreichen.
- Jeder wählt von einem Tablett (»Palette«) ein Farbpölsterchen (= runder, bunter Putzschwamm) aus und nimmt sozusagen Farbe auf den Pinsel. Gemeinsam malt die Gruppe nun ein imaginäres Luftbild.
- Fragen, z.B.: »Frau XY, was möchten Sie mit Ihrer sonnengelben Farbe zu unserem Luftbild hinzufügen?« Wenn Frau XY nun die Sonne erwähnt, probieren alle, eine Sonne in die Luft zu malen ...
- Farbenhockey: Im Kreis wird eine Malerabdeckfolie gespannt. Jede/r TeilnehmerIn hält ein Stück der Folie mit einer Hand fest. Alle bunten Schwämme werden auf der Folie verteilt und nun geht es los. Mit den

Pinseln als Schläger sollen die bunten Schwämme auf der gespannt gehaltenen Folie in Bewegung gehalten werden.

- Geschicklichkeit und Handkräftigung: Ein leerer Farbeimer wird am Tragegriff vom Pinsel aufgespießt und nun im Kreis weitergereicht. Variante: auf ein Signal Richtungswechsel.
- Nun werden ein oder mehrere leere Farbeimer innerhalb des Kreises aufgestellt und jede/r versucht sich im Zielwurf.
- Entspannung: Sitznachbarn/innen wenden sich einander zu. Eine/r legt die Hände auf die Oberschenkel und der/die andere streicht zu sanfter Musik mit dem Pinsel entlang der Finger, nach einigen Minuten drehen der Handflächen, dann Wechsel, so dass auch der/die andere TeilnehmerIn in den Genuss der Finger-/Hand-Pinselmassage kommt.
- Finaler Zielwurf in den leeren Farbeimer.

9. Wahrnehmungsabenteuer

Material: Tastwannen, Steine, Tannenzapfen, Watte, Korken, Ostereier, bunte Waschlappen, die mit verschiedenen Dingen gefüllt sind, Wäscheleine, Wäscheklammern

Musik: Tanzmusik, Entspannungsmusik

- → Tastwannen gefüllt mit Steinen, Watte, Korken, Tannenzapfen und Ostereiern werden weitergegeben. Spüren, hören, benennen, was das ist, überlegen und besprechen, woher wir es kennen, wozu es gebraucht wird, welche Eigenschaften jeder der Gegenstände hat.
- → Die Materialien werden in die Kreismitte gelegt und genau betrachtet. Ein Tuch wird darüber ausgebreitet und jeweils ein Gegenstand darunter entfernt, gemeinsam überlegen die TeilnehmerInnen welcher Gegensand fehlt.
- → Ein Riesensack kommt ins Spiel. Werfen und fangen, spüren, was darin sein könnte.
- → Ausleeren des Inhaltes: Viele bunte, gefüllte Waschlappen (gefüllt mit den gleichen Materialien, die in den Tastwannen waren und nun in der Kreismitte liegen).
- → Die Tastsäckchen werden im Kreis weitergereicht, damit jede/r die unterschiedlichen Befüllungen spüren kann. Besprechen des Erfühlten und der sichtbaren Materialien in der Mitte des Kreises.
- → Feinmotorikübung: Tastsäckchen öffnen, den Inhalt einzeln herausnehmen und in eine Tastwanne geben.
- → Gymnastik mit dem leeren Waschlappen.
    - Handgeschicklichkeitsübung: Waschlappen auf die Hand stülpen und versuchen, mit der Waschlappenhand einen Gegenstand aus der Wanne zu greifen und diesen eine Runde im Kreis weiterzureichen. Jeweils von Waschlappenhand zu Waschlappenhand.

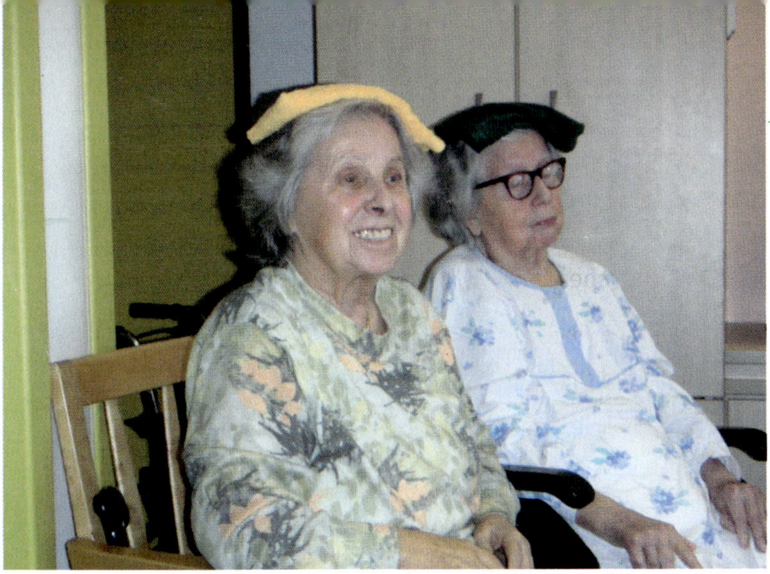

- Ein Seil wird im Kreis weitergegeben, so dass es die ganze Runde ausfüllt. Jede/r erhält eine Wäscheklammer, um seinen Waschlappen auf dem Seil zu befestigen.
- Tanz der Waschlappen auf dem Seil.
- Entspannung: Abreibmassage mit dem Waschlappen.

10. Die Wald-/Holzarbeit/Das Osterfeuer

Material: Moos, Tannenzapfen, Flechten, Steine, Äste, Bambusstäbe, Tücher, Hut, Bälle

Musik: »Feuerwerksmusik«, F. Händel

→ Verschiedene Waldmaterialien wie Steine, Moos, Flechten, Tannenzapfen werden zum Tasten und Riechen durchgereicht und dann in die Kreismitte gelegt. Gespräch über diese Materialien, woher sie kommen, woran sie erinnern.

→ Imaginäre Vorstellung, dass wir uns auf den Weg zur Waldarbeit machen. Ausführen folgender Bewegungen: sägen, schneiden, hacken, einsammeln, bündeln und nach Hause tragen ...

→ Jede/r erhält einen Ast. Gymnastik mit dem Holzstück.

- Ideen finden, das Holz zu halten, ohne dabei die Hände zu verwenden.
- Bälle unterschiedlicher Größe und unterschiedlichen Gewichts kommen in den Kreis und sollen mit den Ästen als Schläger in ständiger Bewegung gehalten werden.
- Konzentrations- und Geschicklichkeitsübung: Ein Hut oder Kopftuch wird auf die Astspitze gehängt und von Ast zu Ast weitergereicht.
- Ein grünes Tuch wird im Kreis auf dem Boden ausgebreitet = Waldboden. Jede/r wirft sein Holz vor sich auf den Waldboden. Unterwegs im Wald steigen wir nun über die Hölzer und Wurzeln, balancieren auf dem Holz über einen Waldbach und Ähnliches (Fuß und Beingymnastik verpackt in eine bildliche Vorstellung/Bewegungsgeschichte).
- Jede/r erhält einen Bambusstab und versucht, den Ast zu bewegen und in der Kreismitte auf einen Haufen zu schieben – für das Osterfeuer.

→ Feuertanz mit roten, gelben, orangenen Tüchern.

→ Entspannung: Jede/r wählt aus, ob er/ sie sich mit dem Tuch oder dem Ast massieren möchte.

11. Ostern

Material: bunte Kunststoffostereier, Kartonosternester

Musik: Tanzmusik, Entspannungsmusik

- Unterschiedlicher Osterschmuck wird gezeigt, gefühlt und in die Kreismitte gelegt. Gespräch über das bevorstehende Osterfest und Osterbräuche, die Möglichkeit geben zu erzählen, wie jede/r Ostern erlebt, gefeiert hat.
- Jede/r sucht sich einen Osterteller aus und gemeinsam versuchen wir ihn zu beschreiben.
- Kunststoffostereier werden von Teller zu Teller weitergegeben, bis jede/r eines hat.
  - Konzentrationsübung: Jede/r versucht, das Ei auf dem Teller tanzen, rollen, springen zu lassen.
  - Zielwurf: Osterei in ein »Tuch-Nest« in der Kreismitte werfen – gut die Farbe des eigenen Eies merken.
- Gymnastik mit dem Osterteller.
  - Zweckentfremdung: Kann man den Teller als etwas ganz anderes verwenden?« Phantasie anregen und eigene Ideen kreieren (z. B. als Hut, als Fächer u.Ä.).
  - Zielwurf der Teller: Gruppenleitung stellt in je eine Hälfte des Kreises einen Zielteller und jede/r versucht, seinen Teller daraufzuwerfen.
- Das Tuch mit den Eiern in der Kreismitte wird zu einem Bündel gebunden. Werfen und fangen des Bündels.
- Memoryeffekt: Erinnern an die Farbe des eigenen Eies und dieses wiedererlangen.
- Tanz der Eier auf einem Tuch oder Netz zu entsprechender Musik.
- Entspannung: Abrollen mit dem Kunststoffei.

12. Das Maifest

Material: Etwa 1m lange Kartonröhren, grüne Seilkränze (oder aus Bast geflochtene Kränzchen mit Draht verstärkt), Kugeln

Musik: »Der Mai ist gekommen« oder »Komm lieber Mai und mache die Bäume wieder grün (Instrumentalversion), Tanzmusik »Ich tanze mir Dir in den Himmel hinein«, klassische Entspannungsmusik

→ Die Gruppenleitung geht mit einem Foto oder Bild eines Maibaumes von TeilnehmerIn zu TeilneheмerIn.

- Betrachten und Besprechen des Bildes. Erinnerungen an Maibaumfeste. »Was gab es bei dieser Gelegenheit zu erleben, zu sehen, zu tun?«

→ Imaginär machen wir uns bereit für das Maifest. zur Instrumentalversion von: »Komm lieber Mai und mache die Bäume wieder grün« oder »Der Mai ist gekommen« gehen wir los ...

→ Jede/r wählt eine etwa 1m lange Kartonröhre (= Maibaumstamm).

- Wir versuchen, am Stamm in »die Höhe zu klettern«: Jede/r greift entlang der Röhre immer weiter bis diese möglichst hochgehalten wird und »rutscht« dann hinunter, indem sie/er die Röhre durch die Hände gleiten lässt, bis diese wieder am Boden ankommt. Frage: »Wie könnte der Maibaumstamm noch bewegt werden?« Ideen aufgreifen und ausführen.
- Bein- und Fußgymnastik: Die Röhre wird vor dem/der TeilnehmerIn quer auf den Boden gelegt. Füße sollen versuchen, die Röhre zu rollen.
- Mit den Füßen die Rolle so drehen, dass diese in die Kreismitte zeigt und das eine Ende der Röhre etwas unter den Sessel/Rollstuhl schieben. Nun versuchen wir uns als »Seiltänzer« und erproben das Balancieren auf der Röhre.
- Der Kreis wird zu einer Gasse geöffnet, in welcher die TeilnehmerInnen einander gegenübersitzen. Die Hälfte der TeilnehmerInnen gibt ihre/seine Röhre ab.

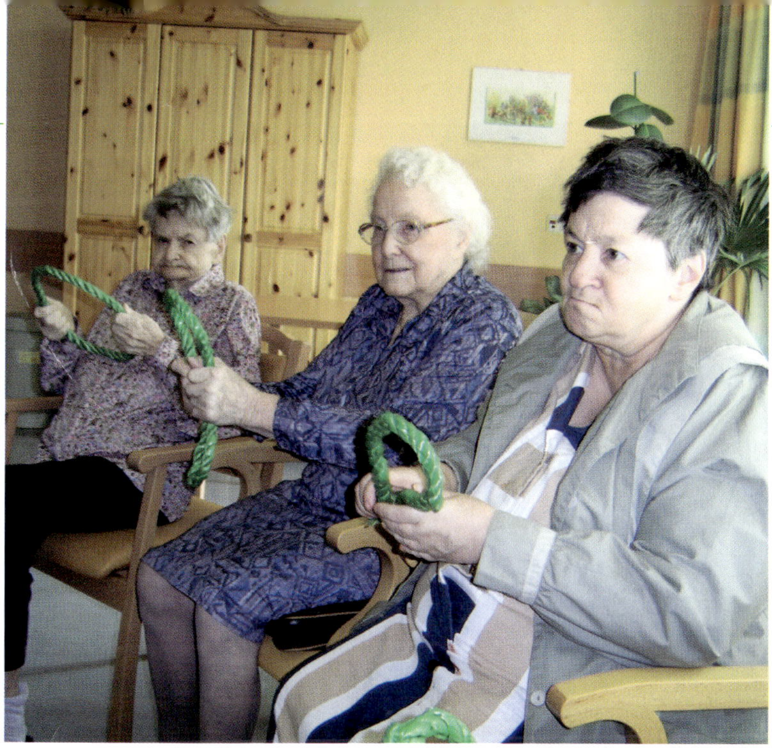

- Reaktionsübung: Jedes Paar hat nun eine Röhre, durch welche Kugeln hin und her gerollt werden.
- Ein grüner Seilring (»Frühlingskranzerl«) wird auf jede Röhre gehängt. Die einander gegenübersitzenden TeilnehmerInnen probieren die Röhre nun so zu bewegen, dass der Kranz ständig hin und her wandert.
- Die Röhren werden eingesammelt und die Frühlingskränze bleiben über. Nun hält jede/r SitznachbarIn ein Stückchen des Kranzes, so dass zwischen allen TeilnehmerInnen ein Kranz sozusagen als Brücke zu sehen ist.

→ Verbunden mit den Kränzchen wagen wir uns zum Abschlusstanz: Zur Tanzmusik (»Ich tanze mir Dir in den Himmel hinein«) versuchen alle gemeinsam mit dem Kränzen in Schwung zu kommen.

→ Entspannung: Die Gruppenleitung massiert je nach Wunsch des/ der Teilnehmers/in den Rücken mit der Kartonröhre oder dem Seilkranz, begleitet von klassischer Musik.

Sommer

1. Wir gehen einkaufen

Material: Einkaufstüten aus Plastik, Seile, unterschiedliche Dinge zum Befüllen von Säcken (z.B. Ball, Rolle, Polster, leere Plastikflasche)

Musik: ländliche Marschmusik, Swing, Entspannungsmusik

→ In der Kreismitte steht ein Einkaufskorb. Dieser wird im Kreis gereicht und es wird nachgeschaut, was sich darin befindet: eine Geldbörse, eine Einkaufsliste sowie ein Plastiksack. Besprechen der gefundenen Dinge. Gespräch über das Einkaufen, vorlesen der Einkaufsliste mit dem Hinweis, sich die genannten Dinge gut zu merken.

→ Imaginär stellen wir uns vor, wie wir zum Einkauf gehen. Diese Bewegungsgeschichte begleiten wir mit den entsprechenden Bewegungen.

- Memoryspiel: Bei der Vorstellung, dass wir uns im Geschäft befinden, stellt die Gruppenleitung folgende Frage: »Versuchen wir uns gemeinsam zu erinnern, was auf unserer Einkaufsliste stand?« Gemeinsam werden die Lebensmittel der Einkaufsliste memoriert.
- Begleitet von ländlicher Marschmusik »gehen wir nach Hause «. Dort angekommen »packen« wir die gekauften Dinge aus und versuchen uns nochmals zu erinnern, was alles eingekauft wurde und was noch in unserem Korb lag.

→ Ein Plastiktütenball (eine Plastiktüte, gefüllt mit unterschiedlichen Plastiktüten, an der Öffnung mit einem Klebeband zugeklebt) wird ins Spiel gebracht und soll von der Gruppe ständig in Bewegung gehalten werden (eventuell zu fröhlicher Musik).

- Aufforderung, den Ball zu drücken und zu versuchen den Inhalt zu erspüren. Gespräch über die Vermutungen. Öffnen der Tüte: Jeder wählt eine Tüte aus.
- Beschaffenheit und Aussehen beschreiben, jeweils mehrere gleichen Aussehens winken einander zu = Reaktionsspiel.

→ Bewegungsexperimente mit der Tüte.

- Herstellen eines »Airbags«: Luft einfangen, Öffnung fest zuhalten und mit dem gefüllten Sack den Körper abstempeln. Variante: Mit dem/der Sitznachbarn/in einen »Airbag-Boxkampf« versuchen. Variante: Auf den gefüllten Sack trommeln.
- Fußschaukel: Jede/r steckt einen Fuß in die Tüte und hält diese an den Tragegriffen fest. Fuß im Sack zum Schaukeln bringen (bei Rollstuhlpatienten oder TeilnehmerInnen, die es nicht aus eigener Kraft schaffen, setzt der/die Gruppenleitung nach Rücksprache die Fußschaukel in Bewegung.
- Jede/r versteckt ihre/seine Tüte bei seinem Sessel oder Rollstuhl, die Gruppenleitung reicht unterschiedlich gefüllte und mit Klebeband verschlossene Tüten nacheinander im Kreis, Wahrnehmungsübung: »Was können Sie darin fühlen? Etwas Hartes oder Weiches, Großes oder Kleines, Leichtes oder Schweres?!« Gespräch über die ertasteten Gegenstände und Auspacken der Dinge.
- Jede/r erinnert sich, wo sie/er seine Tüte versteckt hat und holt diese wieder hervor.
- Geschicklichkeitsübung: Die Tüte wird gespannt mit beiden Händen gehalten, so dass sie als eine Art Tablett dienen kann. Die Gruppenleitung versucht nun, einen der enthüllten Gegenstände z.B. den Ball oder die Rolle von seinem/ihrem »Plastiktütentablett« zu dem des/der Klienten/tin zu werfen und wiederum zu fangen. Pro TeilnehmerIn je nach Befindlichkeit und Möglichkeit 3 – 6 x hin und her.
- Plastiktüten-Wanderung: Jede/r fädelt die Tragegriffe ihrer/seiner Tüte auf ein Seil auf, welches von SitznachbarIn zu SitznachbarIn weitergereicht wird, so dass alle Tüten auf dem Seil hängen. Hinweis: Sich das Aussehen der eigenen Tüte gut merken. Zu Musik werden die Tüten im Uhrzeigersinn weitergeschoben. Variante Richtungswechsel, Musikstopp: Erinnerung an die eigene Tüte – wiederfinden und zu sich nehmen.
- Entspannung: Wer die eigene Tüte wieder bei sich hat, streicht diese am Schoß glatt und faltet sie in ein möglichst kleines Paket, mit welchem sich jede/r dort wo es ihm angenehm ist, begleitet von Entspannungsmusik massiert und abreibt.

2. Marmelade einkochen

Material: Früchte der Saison, z.B. Erdbeeren oder Kirschen, Marmelade- bzw. Gurkenglasdeckel, Miniaturfrüchtchen aus Holz oder Knetmasse, Bambusstangen

Musik: ländliche Instrumentalmusik, Entspannungsmusik

→ Frische Früchte werden gezeigt und eventuell gekostet, Gespräch über Beschaffenheit, Aussehen, Geschmack, Herkunft und Verzehr- bzw. Verarbeitungsmöglichkeiten.

→ Besprechen und imaginäres Ausführen der Tätigkeiten zum Einkochen und Abfüllen von Marmelade – »übrig« geblieben sind uns jede Menge Marmeladenglasdeckel.

- Jede/r wählt aus einem Korb einen solchen Deckel aus und beginnt sogleich zu experimentieren, wie man den Deckel bewegen kann.
- Deckelfrisbee: Deckel wird als Mini-Frisbee eingesetzt. Gruppenleitung steht in der Kreismitte und spielt mit jeder/m TeilnehmerIn Deckelfrisbee. Zuerst der Reihe nach und dann kreuz und quer = Reaktionsübung.
- Frage an die TeilnehmerInnen: »Können Sie auf dem Deckel Geräusche eines Sommerregens erzeugen?«
- Einsatz des Deckels als Mini-Trommel: Mit der Deckeltrommel wird ein rhythmisches Landmusikstück begleitet.
- Feinmotorikübung Fingertanz: Der Deckel wird jeweils nur mit zwei Fingern einer Hand gehalten und eventuell – begleitet von Musik – von zwei Fingern der anderen Hand übernommen, ständiger Wechsel. Bei TeilnehmerInnen, die nur eine Hand bewegen können, steht die Gruppenleitung mit ihrer Hand zu Verfügung.
- Memoryeffekt: Hinweis: Jede/r sehe sich nochmals seinen Deckel genau an und merke sich das Aussehen: Eventuell in der Gruppe besprechen

(»Frau Z. hat einen Deckel mit vielen bunten Früchten, Herr U. hält einen Deckel mit einem grünen Rand ...).

- Deckelhockey: Alle Deckel werden auf den Boden gelegt und jede/r erhält einen Bambusstab, um die Deckel am Boden in Bewegung zu bringen.
- Die Gruppe bemüht sich, sich gemeinsam zu erinnern, wer welchen Deckel hatte: Angeln des entsprechenden Deckels und Rückgabe des Stabes.
- Geschicklichkeitsübung: Miniatur-Spielzeugfrüchtchen aus Holz oder Knetmasse werden von Deckel zu Deckel im Kreis weitergereicht.
- Zielwürfe: Partyteller mit kräftiger Farbe werden im Kreis verteilt aufgestellt und jede/r versucht sich im Zielwerfen: Wiederum Merken und Wiedererkennen des eigenen Deckels.
- Zu Entspannungsmusik reibt sich jede/r dort, wo es ihr/ ihm angenehm ist, mit der glatten Außenseite des Deckels ab – Abriebmassage.
- Erschwerter Zielwurf in eine Zielscheibe in der Mitte des Kreises.

3. Eine Landpartie

Material: Frisbeescheiben, großer und kleiner Ball, Bambusstangen, Murmeln (eventuell Farbe und Papier, zugeschnitten auf die Größe der Frisbeescheibe)

Musik: Comedian Harmonists, »Wochenend und Sonnenschein«, ländliche Marschmusik, Willi Fritsch »In einer kleinen Konditorei«, Mozart/Symphonie

→ In der Mitte des Kreises wird eine Sonne aus einer gelben Frisbee- oder einer Kartonscheibe und Seilen oder Schnüren gelegt. Betrachten und besprechen. Frage: »Welche Tätigkeiten locken uns bei schönem, sonnigen Wetter?«

→ Gemeinsam machen wir uns fertig für eine Überlandpartie. Pantomimisch kleiden wir uns an, überlegen, was wir mitnehmen möchten und vergessen nicht den Autoschlüssel, da wir hinaus ins Grüne fahren werden ...

- Jeder wählt aus einem Behälter eine Frisbeescheibe aus, welche uns als Lenkrad dient. Zur Musik von »Wochenend und Sonnenschein« fahren wir los ...
- Vorstellung, auf einer Wiese angekommen zu sein. Probieren, welche Bewegungsideen wir mit unserem multifunktionalen Lenkrad finden können.
- »Fliegende Untertasse«: Verwendung der Frisbeescheibe in ihrer eigentlichen Funktion.
- Stop and go Spiel: Die Frisbeescheiben werden als bunte Steine vor die Füße auf den Boden gelegt. Während ein ländlicher Instrumentalmarsch spielt, marschieren wir neben oder um den »Stein«. Bei Musikstopp stellt jeder der Teilnehmer seine Füße schnellstmöglich auf den »bunten Stein«. Beim neuerlichen Musikstart weitermarschieren, bei Musikstopp wieder anhalten ...

- Besuch in einer kleinen Konditorei: Jede/r hält ihre/seine Frisbeescheibe wie einen Teller, der serviert wird. Zum Schlager »In einer kleinen Konditorei« wird der Teller auf der Hand nach vorne, rückwärts, links und rechts gereicht, dann Handwechsel. Jede/r, der gerne möchte, nennt ihre/seine Lieblingsmehlspeise. Immer wieder versuchen wir uns gemeinsam zu erinnern, wer der Sitzfolge nach welche Lieblingsmehlspeise genannt hat. Memoryspiel.
- Um uns vor der stärker werdenden Sonne zu schützen, versuchen wir die Scheibe als Kappe zu verwende. Verbeugen, fangen, wieder aufsetzen ...
- Scheiben werden auf den Boden geworfen und jeder erhält eine Stange, mit welcher er/sie versucht, die Scheiben zu bewegen, wegzuschieben, hoch zu werfen ...
- Scheibe als Ballspielgerät: Die Gruppenleitung spielt einen Ball von ihrer Scheibe zu jedem TeilnehmerIn, welche/r wiederum versucht, den Ball nur mit der eigenen Scheibe zu fangen und wiederum zurückzuwerfen. Variante: kleiner Ball, schwerer Ball ...
- Entspannung: Jede/r erhält eine Glasmurmel und lässt diese auf seiner Scheibe zu einer Mozartsymphonie im Kreis rollen. Eventuell ein Papier in der richtigen Größe in die Scheibe legen und jede Murmel in Farbe tauchen – so entsteht ein Murmelbild, welches jede/r TeilnehmerIn mit auf ihr/sein Zimmer nehmen kann.

4. Sommerliche Wanderung/Hitze

Material: Rucksack, Bambus- oder Holzstöcke, bunte Trinkbecher, kleiner Löffel, Stein, Eiswürfel, Baustellennetz

Musik: »Das Wandern ist des Müllers Lust«, ländliche Marschmusik, Tanzmusik, rhythmische Entspannungsmusik

- Zeigen und Durchreichen eines Wanderrucksackes. Gespräch entwickeln. Erinnerungen an sommerliche Wanderungen austauschen. Gemeinsam überlegen, was man für eine Wanderung alles in den Rucksack packen sollte.
- Jede/r packt imaginär ihren/seinen Wanderrucksack. Gemeinsam benennen wir die Dinge, die wir einpacken und versuchen uns diese gut zu merken (Gruppenleitung nennt auch einen Trinkbecher). Memoryspiel.
- Jede/r erhält einen Wanderstock und zur Musik »Das Wandern ist des Müllers Lust« wandern wir los ...
- Stop and go Spiel: Jeweils bei Musikstopp zeigen wir mit dem Stock auf »Naturbesonderheiten«, z.B. auf ein Gipfelkreuz – mit Stock so hoch wie möglich zeigen. Einen See im Tal – alle richten ihren Stock in die Kreismitte hinunter u.Ä.
    - Gymnastik mit dem Holzstab: z.B. von einer Hand in die andere Hand geben, bücken und strecken, Stock jeweils nur mit zwei Fingern halten ... TeilnehmerInnen sollen möglichst eigene Ideen finden.
- Wir machen »Rast« und versuchen uns zu erinnern, was alles in den Rucksack gepackt wurde. Aufzählen der Gegenstände.
- Die genannten Trinkbecher kommen nun tatsächlich zum Vorschein und werden von Stock zu Stock weitergegeben, bis alle im Kreis einen Trinkbecher auf ihrem Stock hängen haben. Geschicklichkeitsübung.
    - Jede/r pflückt den Becher vom Stab und nun versuchen wir, »Wasser von der Quelle« zu schöpfen. Eine Hand stützt sich am Stab ab, mit der anderen Hand, die den Becher hält, versuchen wir so gut es geht,

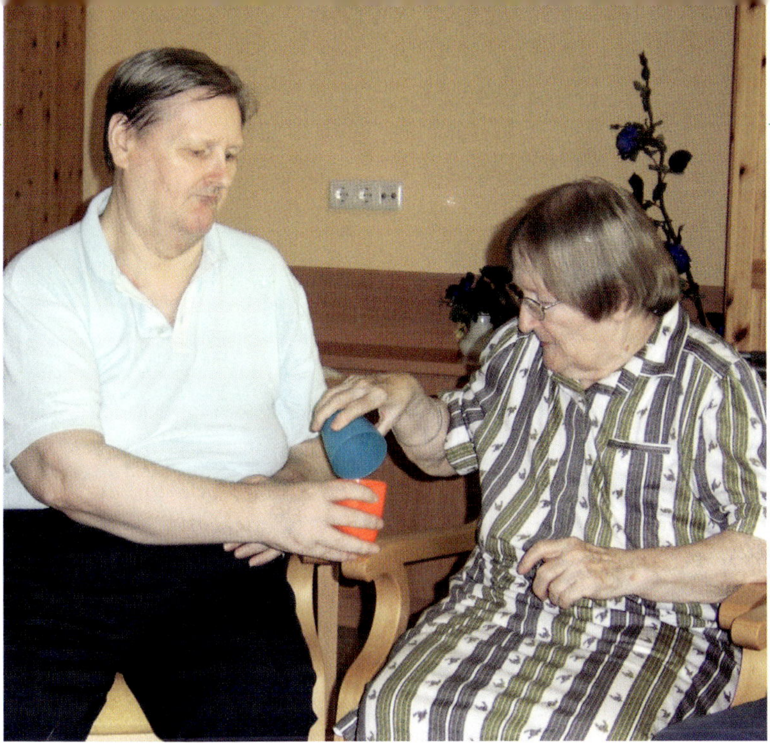

hinab zur »Quelle« zu gelangen und die Schöpfbewegung auszuführen. Wechsel der schöpfenden Hand.

- Bewegungsexperimente mit dem Becher.
- Becher als Trommel zu Musik, die wir mit unseren Bechertrommeln begleiten.
- Becher als Transportmittel: Verschiedene Gegenstände wie z. B. Löffel, Stein (aus dem Quellbach), Eiswürfel (vom Gletscher) werden von Becher zu Becher weitergekippt.
- Ein Baustellennetz wird im Kreis gespannt und die Becher werden auf das Netz geworfen. Zu Musik lassen wir die Becher tanzen.
- Entspannung: Zu einer rhythmisch gut untersetzten Entspannungsmusik stempelt sich jede/r mit dem Becher an jenen Körperstellen, wo es ihr/ihm angenehm ist.

5. Am Wasser

Material: Schüssel mit Wasser, Wasserbälle, Schwimmreifen, Fliegenklatschen, Maler-Abdeckfolie

Musik: instrumental oder von Adriano Celantano »Azurro«, Peter Kraus »Izzibizzi Strandbikini«, Glenn Miller »In the Mood«

- Gruppenleitung geht mit einer abgedeckten Schüssel mit Wasser von TeilnehmerIn zu TeilnehmerIn und lässt die Menschen spüren, was sich in der Schüssel befindet. Gespräch anregen: Wichtigkeit des Wassers, Gewässerarten, sommerliche Wasserfreuden ...
- Imaginär bereiten wir uns auf einen Badeausflug vor und überlegen, was alles mitgenommen werden soll, wo wir diese Dinge finden ... Hinweis: Sich die genannten Gegenstände gut zu merken.
- Mit Musik »Azurro« geht es auf zum See: Schrittbewegungen, »Tasche« über die Schulter werfen oder Handtuchrolle unter den Arm klemmen ... solche und ähnliche Bewegungen werden genannt und ausgeführt.
- Am See angekommen wird wiederum pantomimisch die Badetasche ausgepackt und wir erinnern uns, was wir alles eingepackt haben. Ausführen der Tätigkeit das Handtuch auszuschütteln und aufzubreiten, Schwimmhilfe aufblasen etc.
- Wir begeben uns ans Wasser. Die Malerfolie wird ausgebreitet und jeder fasst den Rand der Folie, welche von der Gruppe in unterschiedlich intensive Wellenbewegungen gebracht wird.
    - Jeweils zwei bis drei TeilnehmerInnen versuchen, die Schwimmbewegungen der Arme über den Wellen zu machen.
    - Tauchversuche der gesamten Gruppe, indem alle die Folie auf ein Signal hin hochheben und versuchen, sich auch »unter Wasser« zu sehen.
    - Wasserball kommt auf die »Seeoberfläche« und wird in den Wellen bewegt. Immer mehr Wasserbälle kommen hinzu. Tanz der Wasserbälle zur Musik von »Strandbikini«.

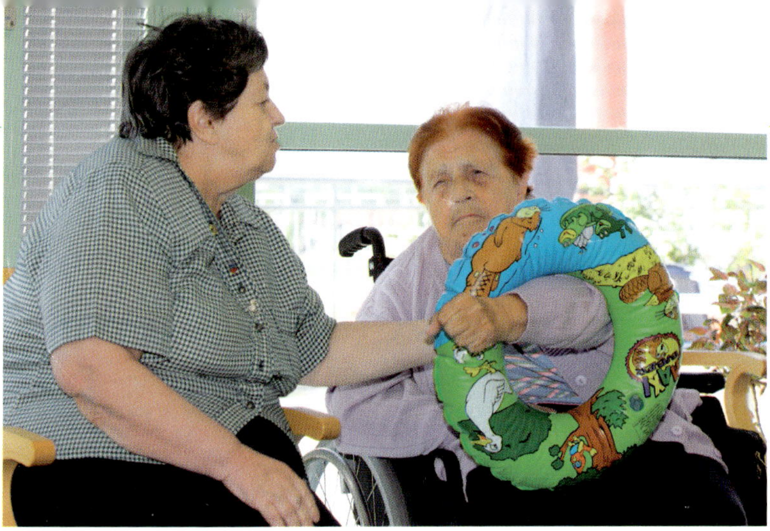

- Die »Wellen« werden so intensiv, dass die Wasserbälle hinausgespült werden. Auftrag an die Gruppe, die Bälle durch heftige Wellenbewegung von der Folie zu katapultieren.

→ Auch wir »steigen aus dem Wasser« (= die Folie wird von der Gruppenleitung eingeholt) und suchen nach Ideen, wie die Bälle an »Land« bewegt werden können.

- Wasserballfußball.
- Wurf und Fangspiele mit Wasserbällen und hinzukommenden Schwimmreifen.
- Wasserballhockey in Kombination mit Fliegenklatschen: Jede/r erhält eine Fliegenklatsche und versucht, die Wasserbälle ständig in Bewegung zu halten.
- Fliegenklatsche verkehrt herum halten, so dass der Stiel in die Höhe schaut. Schwimmreifen von Stiel zu Stiel reichen. Geschicklichkeitstraining.
- Zielwurf mit Schwimmreifen. Die Gruppenleitung sammelt die Fliegenklatschen ein und behält in jeder Hand zwei, mit dem Stiel nach oben zeigend (zwei wegen der Stabilität). Die Gruppenleitung stellt sich so in die Kreismitte und jeweils 2 – 4 TeilnehmerInnen, die nebeneinander sitzen, versuchen, die Schwimmreifen auf die Stiele der Fliegenklatschen zu werfen.
- Abklopfmassage mit Schwimmreifen. Die Gruppenleitung massiert jene TeilnehmerInnen, die dies gerne möchten, mit dem Schwimmreifen am Rücken.

6. Himbeeren pflücken

Material: Beerenschalen aus Plastik (wie man die Beeren im Geschäft erhält), Himbeeren, Bambusstangen, Schnur, Bälle, Steine o.Ä.

Musik: ländliche Marschmusik, Tanzmusik, Entspannungsmusik

- Ein mit Himbeeren gefülltes Gefäß wird zu jeder/m TeilnehmerIn gereicht. Riechen und schmecken. Davon ausgehend ein Gespräch führen über Erinnerungen im Zusammenhang mit den Himbeeren, z.B. »Was kann alles aus den Himbeeren hergestellt werden?« »Wo wachsen diese Früchte?« »Waren Sie einmal Himbeeren ernten?« »Wie ging das vor sich?«
- Imaginär machen wir uns mit Musik auf den Weg zum Himbeerenpflücken. Plastikschalen werden ausgegeben und jede/r ahmt die Pflückbewegung nach und stellt sich vor, ihr/sein Gefäß zu befüllen.
- Vorsichtig tragen wir die volle Schale nach Hause. »Umleeren« in eine große Schale.
  - Bewegungsexperimente mit der Schale.
  - Wurf- und Fangspiel: Jeweils von der Gruppenleitung zum/zur TeilnehmerIn.
  - »Können Sie die Beerenschale halten, ohne ihre Hände zu verwenden?«
  - »Wie und wo können Sie die Schale um den Körper oder Körperteile wandern lassen?« Eigene Ideen finden, um diese Aufgaben zu lösen.
  - Gruppenleitung befüllt die Schale mit einem Gegenstand, z.B. einem kleinen Ball. Dieser wird nun von Schale zu Schale weitergereicht. Nach jeder Runde kommt ein anderer, möglichst immer schwerer Gegenstand …
  - Die Schalen werden in den Kreis auf den Boden gelegt. Jede/r erhält eine Stange und auf geht es zum Himbeerschalenhockeymatch.

- Jede/r versucht, mit der Stange eine Schale zu angeln und in die Höhe zu befördern. Rücknahme der Stangen.
- Die Schalen werden auf eine Schnur gefädelt und zu Tanzmusik in Schwung gebracht.
- Entspannung: Jede/r reibt oder klopft sich mit dem Boden der Schale an jenen Körperstellen ab, wo es ihm/ihr angenehm erscheint.

7. Durstlöscher

Material: 1,5 Liter Kunststoffflaschen, wenn möglich mit verschiedenfarbigen Verschlüssen, unterschiedlich befüllte Kunststoffflaschen, Bälle, Baustellennetz

Musik: Polka, Marschmusik, »The singing clarinette«, Giorgia Feidmann

→ Tastsack mit einer zur Hälfte mit Wasser befüllten Kunststoffflasche wird im Kreis gereicht, Aufforderung den Sack zu schütteln, um zu hören und zu spüren, was darin sein könnte. Auspacken, betrachten und besprechen des Inhalts. Gespräch über die Wichtigkeit des Trinkens, Frage nach Lieblingsgetränken der TeilnehmerInnen und Versuch der Gruppe, sich diese zu merken.

→ Gedächtnisspiel: Flaschendrehen in der Mitte des Kreises. Gemeinsam versuchen wir uns zu erinnern, welches Lieblingsgetränk die Person genannt hat, auf welche der Flaschenhals zeigt.

- Werfen und Fangen der halbgefüllten Flasche, jeweils von TeilnehmerIn zu Gruppenleitung.
- Jede/r erhält eine leere Kunststoffflasche und gemeinsam werden Bewegungsideen gefunden und erprobt.
- Fechtkampf: Flasche gegen Flasche kämpfen Gruppenleitung und jeweils ein/e TeilnehmerIn im Fechtkampf.
- Variante: Kampf mit dem/der SitznachbarIn, Wechsel der Seite.
- Farbe des Verschlusses der eigenen Flasche gut merken und anschließend die Flasche auf ein Baustellennetz, welches im Kreis ausgebreitet wird, werfen.
- Zu Polkamusik werden die Flaschen mit vereinten Kräften zum Tanzen gebracht.
- Jede/r versucht sich an die Farbe ihres/seines Flaschenverschlusses zu erinnern und erhält wieder seine Flasche.

- Flasche als Rhythmusinstrument: Marschmusik wir von allen TeilnehmerInnen begleitet, indem sie versuchen, den Rhythmus mit der Flasche mit zu klopfen, entweder an einem Körperteil oder dem Stuhl.
- Flasche wird unter den Sitz gestellt, neuerlicher Hinweis, sich an die Verschlussfarbe zu erinnern.
- Unterschiedlich befüllte Flaschen werden im Kreis gereicht. Erkennungsaufgabe: »Was befindet sich in der Flasche?« Unterschiede in Gewicht, Geräusch, Beweglichkeit des Inhaltes erkennen und benennen.
- Die befüllten Flaschen werden als Kegel in der Kreismitte aufgestellt und mit handgroßen Bällen versuchen die KegelmeisterInnen, die Kegeln umzuschießen.
- Erinnern, wo wir die eigene Flasche abgestellt haben und welche Farbe der Verschluss hatte … hervorholen der eigenen Flasche.
- Feinmotorik und Reaktionsübung: Abschrauben des Verschlusses und Weitergabe des Verschlusses im Kreis, erkennen, wann der Verschluss der eigenen Farbe wieder ankommt und diesen wieder aufschrauben.
- Massage: Begleitet von Musik (»Singing Clarinette«) klopft sich jede/r mit der Flasche ab, dort wo es ihr/ihm angenehm ist.

8. Picknick

Material: bunte Tischsets, Bälle, Luftballon, Schnur, Wäscheklammern, Picknickkorb, Besteck

Musik: Heinz Rühmann, »Wozu ist die Straße da«, Tanzmusik, Entspannungsmusik

- Ein Picknickkorb wir in die Mitte des Kreises gestellt, Gespräch über den Korb, den möglichen Inhalt und die Idee, wohin es gehen könnte.
- Imaginär packen wir einen Picknickkorb: »Was brauchen wir?« Bewegungen des Einräumens ausführen, ebenso wie die Bewegungen des Anziehens und Bereitmachens zum Picknickausflug.
- Zum Lied »Wozu ist die Straße da?« marschieren wir los zu unserem Picknick.
- Am Picknickplatz angekommen versuchen wir uns zu erinnern, was wir alles eingepackt haben. Gedächtnistraining.
- Die Gruppenleitung richtet einen Picknickplatz in der Kreismitte her. Alle betrachten die Gegenstände genau. Plötzlich verschwindet ein Gegenstand. Die Gruppe versucht zu erraten, um welchen Gegenstand es sich handelt. Wiederholen dieses Vorganges. Steigerung: Zwei Gegenstände werden weggenommen, Gegenstände werden vertauscht ... Training der optischen Aufmerksamkeit.
- Jede/r wählt ein Set. Gymnastik von Kopf bis Fuß.
  - »Wie könnten Sie die Form des Sets verändern?« Falttechniken erproben.
  - Auftrag eine Rolle zu formen, Bewegungsideen mit dem gerollten Set finden.
  - Tennis: Das eingerollte Set wird zu einem Tennisschläger – alle versuchen, mit dem »Tennisschläger« einen Luftballon in Bewegung zu halten.

- Anschließend wird die Rolle wieder geöffnet und das Set glatt gestrichen.
- Set als Ballwurfmaschine: Gruppenleitung spielt jeweils einen Ball von ihrem Set auf das Set eines/r TeilnehmerIn. Reaktions- und Geschicklichkeitstraining. Variante: immer größere und schwerere Bälle erproben.
- Picknickbesteck, eine Serviette oder ein Becher werden von Set zu Set im Kreis weitergereicht.
- Imaginäres Putzen und Auswaschen des Sets.
- Eine Schnur wird im Kreis weitergegeben und jede/r hält ein Stück fest.
- Mit einer Wäscheklammer wird das eigene Set zum »Trocknen« gehängt, zu Musik tanzen die Sets auf dem Seil.
- Jede/r nimmt das Set wieder ab und formt es neuerlich zu einer Rolle.
- Entspannung: Abklopf- bzw. Abriebmassage mit der Rolle, begleitet von Musik.

9. Auf in den Urlaub

Material: Matchboxautos, Rollbrett, Ansichtskarten, Kartonröhre, Bambustangen

Musik: Glenn Miller »In the Mood«

- Jede/r wählt eine Ansichtskarte aus einem Korb und versucht, diese zu beschreiben. Merken der gewählten Karte. Gespräch über die Urlaubszeit, verschiedene Urlaubziele und Reisemöglichkeiten nennen.
- Die Ansichtskarten werden in die Mitte des Kreises auf ein Tuch gelegt.
- Gedächtnisspiel. Kofferpacken: Jede/r nennt einen Gegenstand, welcher in den Urlaub mitgenommen werden soll. Nach jeweils drei genannten Dingen wiederholt die Gruppe gemeinsam, was schon im Koffer ist, eventuell mit persönlichem Bezug: »Frau N. hat einen Sonnenhut eingepackt, erinnern Sie sich, was Herr B. gerne mitnehmen möchte?«
- Jede/r wählt ein Matchboxauto aus einer »Garage« = Kiste.
  - »Wo können wir das Auto auf uns fahren lassen?« Ausprobieren, wie es sich auf unserem Körper bewegen lässt.
  - »Bietet unser Stuhl eine Straße für das Fahrzeug?«
  - Bein- und Fußgymnastik: Jede/r versucht, das Auto mit den Füßen zu bewegen. Vorwärtsgang, Rückwärtsgang, Einparken in der Sesselgarage, um es dann wieder mit dem Fuß herauszufahren.
  - Autos im Kreis fahren lassen, die Füße schieben das Auto jeweils im Uhrzeigersinn zur/m NachbarIn weiter. Richtungswechsel.
  - Tunnelfahrt: Die Gruppenleitung geht mit einer Kartonröhre von TeilnehmerIn zu TeilnehmerIn. Reaktionsspiel: Das Auto wird in der Röhre hin und her geschickt. Spürt man das Fahrzeug in der Hand, welche am Röhrenende festhält, muss die Röhre gekippt werden, damit das Auto wieder retour fahren kann.

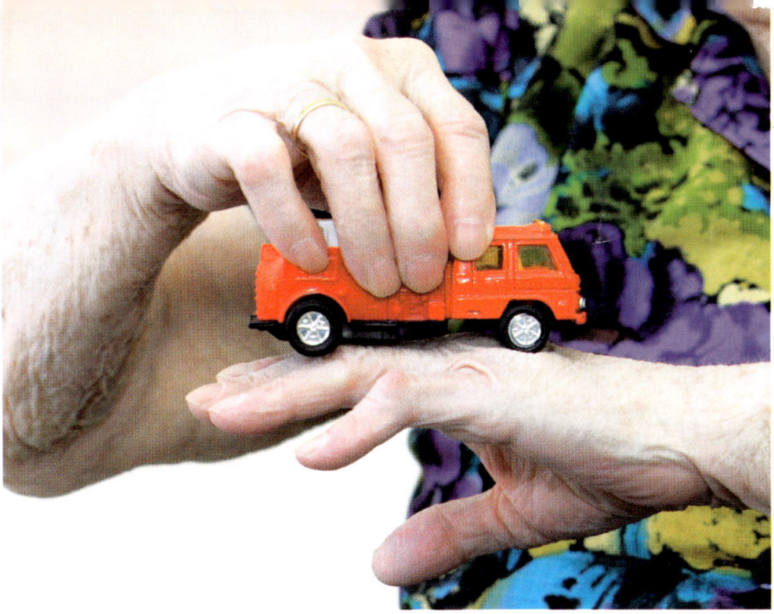

- Merken des eigenen Fahrzeuges, welches auf eine Fähre oder einen Autoreisezug = Rollbrett gestellt wird.
- Jede/r erhält einen Bambusstab und alle versuchen, das Rollbrett mithilfe der Stangen im Kreis zu bewegen, ohne dass ein Miniaturfahrzeug abstürzt.
- Erinnerung an das eigene Fahrzeug und dieses wieder abladen.
- Entspannung: Abrollen des Körpers mit dem Matchboxauto.

→ Erinnerung an die Ansichtskarte vom Beginn der Einheit: Möglichkeit, diese mitzunehmen.

10. Die Fliegenplage

Material: Fliegenklatschen, Luftballons, Wasserbälle, Bierdeckel, Tuch, Kartonring (Innenteil eines großen Klebebandes)

Musik: instrumentale Landmusik, Heinz Rühmann, »Mir geht's gut«

→ Eine Plastik-Spielzeugfliege ist in der Hand der Gruppenleitung verborgen, er/sie geht von TeilnehmerIn zu TeilnehmerIn und öffnet dann ihre Hand: Betrachten, Fühlen, eventuell Fliegenbrummen nachahmen. Gespräch über dieses Tier und seine unangenehmen Seiten und über Möglichkeiten sich der Fliegen zu erwehren.

→ Jede/r erhält eine Fliegenklatsche.

- Vorstellung, Fliegen zu jagen und somit in Schwung zu kommen.
- Zuwerfen und Fangen der Fliegenklatsche.
- Fliegenklatsche wird zum Tennisschläger. Die Gruppenleitung bringt ein bis drei Luftballons ins Spiel (langsame Steigerung). Alle versuchen, mit den Fliegenklatschen die Ballons ständig in Bewegung und in der Höhe zu halten.
- Jede/r prägt sich die Farbe und die Form ihrer/seiner Fliegenklatsche gut ein. Weitergabe der Klatschen im Kreis, begleitet von Musik (instrumentale Landmusik). Bei Musikstopp: Bewegungsideen mit der Klatsche finden, bei neuerlichem Musikstart werden die Klatschen nun in die andere Richtung weitergegeben. Die eigene Fliegenklatsche soll erkannt und bei sich behalten werden.
- Ein bis drei Wasserbälle kommen in den Kreis und alle versuchen, die Bälle ständig in Bewegung zu halten.
- Geschicklichkeitsübung: Der Reihe nach werden ein Tuch und ein Bierdeckel auf die Fliegenklatsche gelegt. Der jeweilige Gegenstand soll nun von Klatsche zu Klatsche ohne Zuhilfenahme der Hände weitergegeben werden.

- Ein Kartonring (z.B. der Innenteil einer großen Klebebandrolle) soll nun mithilfe der Klatsche weitergereicht werden: »Wie muss die Klatsche gehalten werden, damit es gut funktioniert?«
- Jede/r dreht seine Klatsche um und der Ring wird jeweils vom/von dem/der SitznachbarIn aufgespießt und im Kreis weitergegeben.
- Fliegenklatsche als Rhythmusinstrument. Zum Lied: »Mir geht's gut« von Heinz Rühmann wenden sich jeweils die Sitznachbarn/innen einander zu und versuchen mit den Stielen der Fliegenklatschen miteinander den Rhythmus zu dem Lied zu klopfen.
- Abklopfmassage: Jede/r klopft die Körperstellen, an welchen es angenehm zu spüren ist, zu rhythmischer Instrumentalmusik mit der Fliegenklatsche ab.

11. Am Rummelplatz/Im Prater

Material: Dosen , Bälle, Kleingegenstände wie Schrauben, Holzkugeln, Kies u.Ä.

Musik: Drehorgel bzw. Spielmannmusik, ländliche Marschmusik: z.B. Bergmannsmarsch, rhythmische Entspannungsmusik

→ Bild eines Karusells oder Rummelplatzes wird gezeigt, während Drehorgel- oder Spielmannmusik zu hören ist. »Woran erinnert Sie diese Musik und das Bild?« Gespräch über Rummelplatzerinnerungen und die dort zu findenden Attraktionen.

→ Die Gruppenleitung errichtet in der Mitte des Kreises eine Pyramide aus Dosen.

- Jeweils zwei bis vier TeilnehmerInnen erhalten Softtennisbälle und versuchen sich im Dosenschießen.
- Jede/r erhält eine Dose und probiert aus, welche Bewegungsmöglichkeiten sich mit ihr ergeben.
- Wurf- und Fangspiel mit der Dose.
- Verwendung der Dose als Trommel: Wir stellen uns vor, eine Musikkapelle marschiert durch den Rummelplatz und wir sind die TrommlerInnen. Zu beschwingter, ländlicher Marschmusik spielen wir unsere Trommeln im passenden Rhythmus und marschieren mit.
- Bein und Fußgymnastik mit der Dose: Die Dosen werden auf den Boden gelegt und mit den Füßen hin und her sowie vor und zurück bewegt.
- Fußschaukel: Jeweils ein Fuß wird auf eine querliegende Dose gestellt und anschließend hin und her gewippt bzw. gerollt.
- In einige Dosen werden unterschiedliche Kleingegenstände wie z.B. Schrauben, Holzkugeln, Styroporflocken, Kies u.Ä. gefüllt, die anderen Dosen werden während dessen unter die Stühle gestellt.
- Akustik-Memory: Genaues Hören und Einprägen des Geräusches, das die eingefüllten Materialien verursachen.

- Die gefüllten Dosen werden in eine Schachtel gestellt, mit welcher die Gruppenleitung im Kreis herumgeht. Jeweils ein/e TeilnehmerIn zieht eine Dose, rasselt mit dieser und die Gruppe versucht gemeinsam anhand des Geräusches zu erkennen, mit welchem Inhalt diese Dose gefüllt ist.
- Geschicklichkeits- und Konzentrationsübung: Jede/r erhält wieder ihre/ seine leere Dose und öffnet den Deckel. Einige der Gegenstände, welche in den gefüllten Dosen waren, werden nun von Dose zu Dose weitergekippt.
- Entspannung: Stempelmassage mit der Dose. Zu rhythmischer Entspannungsmusik abstempeln der Arme und Beine mit der Dose.

12. Heuernte

Material: Heu, Heusäcke, Steine, Jutestück, Ästchen, Rinde, Bambusstäbe, Strohbündelchen, Netz

Musik: ländliche Tanzmusik, Entspannungsmusik

- Ein verschlossener Leinensack, gefüllt mit Heu, wird im Kreis herumgereicht. Tasten und Riechen, was darin sein könnte. Gespräch über die Heuernte. Bewegungen, die bei dieser Arbeit gemacht werden, können nun ausgeführt werden.
- Ein offener Heusack wird im Kreis gereicht: Fühlen und Wühlen im Heu und dabei einen im Heu versteckten Gegenstand (Steine, Hölzer, Rinden, Strohbündelchen u.Ä.) ertasten, erkennen, beschreiben, zeigen und wieder im Heu verstecken. Alle versuchen sich diese Gegenstände einzuprägen.
- Einen geschlossenen Heusack werfen und fangen: Von Gruppenleitung zu TeilnehmerIn und dann kreuz und quer im Kreis von TeilnehmerIn zu TeilnehmerIn.
  - Jede/r erhält einen Heusack. Höhenflüge der Säcke: Jede/r versucht seinen Sack so hoch wie möglich zu werfen und dann wieder zu fangen.
  - Heusack mit unterschiedlichsten Körperteilen halten: Mit der rechten Hand, linken Hand, zwischen den Knien eingeklemmt, zwischen Kinn und Brust eingeklemmt, in der Armbeuge eingeklemmt, in der Kniekehle eingeklemmt ... Hinweis auf die Muskelspannung.
  - Heusack auf verschiedenen Körperteilen balancieren: Kopf, Schultern, auf den ausgestreckten Beinen ...
  - Tanz mit den Heusäcken: Jeder Heusack bildet jeweils ein Verbindungsglied zum/r SitznachbarIn, indem der Nachbar jeweils einen Zipfel des Heusackes festhält. Zu ländlicher Tanzmusik kommen wir gemeinsam, verbunden durch die Heusäcke, in Schwung.

- Heusack-Hockey: Die Heusäcke kommen auf den Boden, jede/r erhält einen Bambusstock, mit welchem die Heusäcke im Kreis bewegt werden.
- In der Kreismitte wird das Netz ausgebreitet und jede/r versucht mithilfe des Bambusstabes, seinen Sack auf das Netz zu bringen.
- Einsammeln der Bambusstäbe, jede/r erhält ein Stück des Netzes, welches gemeinsam gespannt wird, um die Heusäcke auf dem Netz tanzen zu lassen. Anschließend werden die Heusäcke im Netz gebündelt und kommen so aus dem Spiel.

→ Memory: »Erinnern Sie sich an die Gegenstände, die Sie zu Beginn im Heusack ertastet haben?« Gemeinsam versuchen wir diese Dinge aufzuzählen. Der Tastsack wird abwechselnd einer/m TeilnehmerIn gegeben, um einen der genannten Gegenstände herauszufischen.

→ Entspannung: Zu Entspannungsmusik betastet jede/r den vorhin aus dem Sack geholten Gegenstand und massiert sich anschließend damit die Finger und Hände.

Herbst

1. Schulbeginn

Material: Holzlineale, Schulhefte, Bälle, Luftballon, Tafeltuch, Wolle

Musik: Roy Black, »Schön ist es auf der Welt zu sein«, Heinz Rühmann, »Ein Freund ,ein guter Freund«, Tanzmusik, rhythmische Entspannungsmusik

→ In der Mitte des Kreises liegen auf einem Tuch Schulutensilien wie z.B. ein Heft, ein Atlas, Kreide, eine Schiefertafel. Betrachten, Benennen und Durchreichen der Gegenstände. »Welche Erinnerungen kommen Ihnen, wenn Sie diese Dinge in Händen halten?« Gespräch über diverse Schulerinnerungen.

→ Memoryspiel: Gemeinsam packen wir imaginär unsere Schultaschen. Die TeilnehmerInnen nennen Schulmaterialien, die Gruppenleitung wiederholt die genannten Begriffe und stellt pantomimisch das Packen der Tasche dar. Nach jeweils 2 – 3 genannten und verpackten Dingen fragt Sie die Gruppe, was nun schon alles eingepackt sei ...

- Jede/r schnallt imaginär die Tasche auf den Rücken und zur Musik von »Schön ist es auf der Welt zu sein« geht es los auf den Schulweg ... Schrittbewegungen.
- In der »Schule« angekommen versuchen wir uns zu erinnern, was alles eingepackt wurde ... Memoryeffekt.

→ Holzlineale werden ausgeteilt. Ideen finden, um mit dem Lineal von Kopf bis Fuß in Bewegung zu kommen.

- Fechtkampf mit dem/der SitznachbarIn oder der Gruppenleitung.
- Unterschiedlich große und schwere Bälle kommen in den Kreis, welche mit den Linealen in Bewegung gehalten werden sollen.
- Tennismatch: Ein oder mehrere Luftballons sollen mithilfe der Lineal-Tennisschläger in der Höhe gehalten und von TeilnehmerIn zu TeilnehmerIn sowie zur Gruppenleitung gespielt werden.

- Mit der Frage »Was könnte das Lineal noch ganz anderes sein?«, werden die TeilnehmerInnen angeregt, Ideen zur Zweckentfremdung zu finden.
- Geschicklichkeitsübungen: Hefte und Mappen werden von Lineal zu Lineal weitergereicht.
- Tafeltuchtanz: Ein Tafeltuch (Lappen) wird zu Musik von Lineal zu Lineal geschupft.
- In der Schule war es wichtig, einen guten Freund zu haben. Die SitznachbarInnen wenden sich einander zu und versuchen den Rhythmus zum Lied »Ein Freund, ein guter Freund« mit dem Lineal zu klopfen. Wechsel zum anderen Sitznachbarn während der Halbzeit des Liedes.
- Tanz der Lineale: Holzlineale haben meist ein kleines Loch an einer Seite, wo ein Wollfaden durchgefädelt werden kann. Je zwei einander Gegenübersitzende fädeln ihre Lineale auf die Wolle und halten den Faden fest. Tanz der Lineale auf der Wolle zu Musik.
- Entspannung: Abklopfmassage mit den Linealen zu rhythmischer Entspannungsmusik.

2. Zeitungszauber

Material: Zeitungen, Klebebänder

Musik: Tanzmusik, rhythmische Entspannungsmusik

- Die Gruppenleitung beschreibt das Bild eines milden Herbsttages, an dem man die letzten Sonnenstrahlen genießen kann.
- Imaginär machen wir uns bereit in den Park zu gehen. Die Zeitung unter den Arm geklemmt gehen wir zu Musik los.
- Vorstellung, auf einer Parkbank Platz zu nehmen und die Zeitung aufzuschlagen. Jeder erhält ein Zeitungsblatt.
- Zu folgendem Gedicht von Josef Guggenmos wird das Zeitungsblatt lebendig:

Heut wanderte durch unsre Stadt
ein großes, keckes Zeitungsblatt,
mir selber ist's begegnet.

Herab die Straße im Galopp.
Kam es gelaufen, hopp, hopp, hopp,
von weitem mir entgegen.

Allmählich wurd' es müd, es kroch,
es schlurfte nur, es schlich nur noch
und legte still sich nieder.

Da lag's wie eine Flunder platt.
Dann aber tat das Zeitungsblatt
ganz plötzlich einen Sprung.

Stieg steil empor in kühnem Flug,
wobei es ein paar Saltos schlug,
und landete dann wieder.

Da saß es da und duckte sich.
Jetzt krieg ich dich! – Doch es entwich
mit tausend Purzelbäumen.

Quelle: Josef Guggenmos, Das große kecke Zeitungsblatt
aus: J. Guggenmos, Oh Verzeihung, sagte die Ameise, Beltz & Gelberg
in der Verlagsgruppe Beltz, Weinheim & Basel

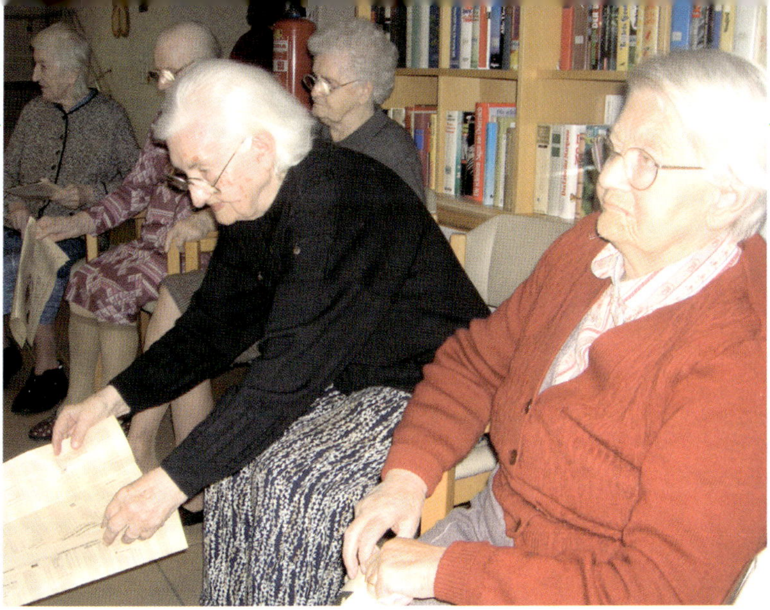

- Die TeilnehmerInnen werden eingeladen Ideen zu finden, wie das Zeitungsblatt noch bewegt werden könnte.
- »Wie könnten Sie das Zeitungsblatt verändern?«
- »Können Sie das Zeitungsblatt in etwas ganz anderes verwandeln?«
  - Jede/r knüllt aus seinem Blatt einen kleinen Ball, Wurf und Fangspiele.
  - Die Gruppenleitung legt in die Mitte des Kreises einige große Zeitungsblätter, die leicht übereinanderlappen.
  - Die TeilnehmerInnen werden aufgefordert, ihren kleinen Zeitungsball auf die in der Mitte liegenden Blätter zu werfen.
  - Die Gruppenleitung formt nun aus den Blättern und den kleinen Bällen einen großen Zeitungsball, welcher mit Klebeband fixiert wird.
  - Verschiedenste Gruppenballspiele werden gemeinsam erprobt: Fußball, Handball, Faustball ...
  - Jede/r erhält ein Blatt und formt dieses zu einer Rolle oder einem Stab. Nun wird die Rolle bzw. der Stab dem/der Nachbarn/in gereicht, welche/r ein Ende festhält, so dass alle zwischen den Stühlen mit den Zeitungsstäben verbunden sind. Zu passender Musik versuchen jetzt alle zusammen mit den Zeitungsstäben in Schwung zu kommen.
  - Anschließend klopft sich jede/r zu rhythmischer Entspannungsmusik mit dem Stab ab.

3. Blätterwirbel

Material: Zweig mit wenigen Blättern, Korb, Laub, Tannenzapfen, Kastanien, Nüsse, Zierkürbisse u.Ä. Netz, Laubsack (Kissenbezug gefüllt mit Laub)

Musik: Instrumentalmusik, Tanzmusik, rhythmische Entspannungsmusik

- Ein Zweig, auf dem nur wenige Blätter hängen, wird im Kreis herumgereicht. Gespräch über die Veränderungen in der Natur.
- Die Gruppenleitung reicht einen Korb gefüllt mit Laub im Kreis und lädt die TeilnehmerInnen ein, darin zu wühlen und darin Verstecktes zu ertasten. Das Gefundene wird betrachtet und den anderen gezeigt. Hinweis: Gefundenes merken.
- Ein großer Laubsack (Kissenbezug gefüllt mit Laub) wird im Kreis geworfen und gefangen. Spüren, Riechen des Laubsacks.
- Jede/r nimmt sich ein Blatt und befühlt es. Austausch über die Farben und Formen der einzelnen Blätter, möglicherweise erkennen oder raten, von welchem Baum es stammt.
  - Bewegen der Blätter zu Musik.
  - Bewegen des Körpers und der Blätter zu folgendem Spruch:

»Die Bäume, die Bäume, die wiegen sich im Wind
die Äste schwanken hin und her,
die Blätter ja die wackeln sehr,
die Bäume, die Bäume die wiegen sich im Wind.«

James Krüss, »Die Bäume, die Bäume, sie wiegen sich im Wind«, Regenbogen S.91

  - Gymnastik mit den Blättern: Die TeilnehmerInnen werden aufgefordert, Übungen mit dem Blatt zu finden, um den Oberkörper zu bewegen, um den Rumpf zu bewegen und um die Beine und Füße zu bewegen.
  - Weitergabe der Blätter im Kreis, auf ein akustisches Signal hin wird ein Richtungswechsel eingeleitet.

- Das Blatt als kleines Tablett, Geschicklichkeitsübung: Nach der Reihe werden eine Nuss, eine Kastanie u.Ä. auf ein Blatt gelegt und sollen nun von Blatt zu Blatt weitergegeben werden.
- Im Kreis wird ein Netz gespannt, auf welches die Blätter geworfen werden. Zu Musik wird das Netz gemeinsam in Schwung gebracht, so dass die Blätter tanzen.

→ Memoryspiel: Jede/r versucht sich an den Gegenstand zu erinnern, welchen er/sie zu Beginn der Stunde im Laubkorb ertastet hat. Versuchen, diesen neuerlich im Korb zu finden und an sich zu nehmen.

→ Dieser Gegenstand wird nun zur Massage verwendet. Zu Musik reibt, rollt oder klopft sich jede/r dort ab, wo es ihr/ihm angenehm ist.

→ Zielwurf mit dem Massagematerial in den Korb.

→ Jede/r, der gerne möchte, wählt ein Blatt aus, welches mit aufs Zimmer genommen werden kann.

4. Maisernte

Material: Maiskolben, Korb, Sack

Musik: Tanzmusik, »Swingtime-Musik«, Entspannungsmusik

→ Ein Sack mit einem Maiskolben wird im Kreis herumgereicht und durch tasten wird versucht zu erkennen, was darin versteckt ist.

→ Auspacken und betrachten der Frucht. Wachstum, Ernte und Verwendungszwecke werden besprochen.

→ Der Maiskolben wird jeweils im Spiel von der Gruppenleitung zu den TeilnehmernInnen geworfen und gefangen.

→ Die Gruppenleitung reicht einen Korb mit Maiskolben im Kreis herum. Jede/r wählt einen Maiskolben aus einem Korb.

- Der Maiskolben wir als Hantel eingesetzt: »Welche Bewegungsideen finden Sie, wenn sie sich vorstellen, der Maiskolben wäre eine Hantel?«
- »Welche Ideen finden Sie, den Maiskolben an unterschiedlichen Stellen um ihren Körper wandern zu lassen?«
- Jede/r versucht seinen Maiskolben zu schälen und die Schalen hinunterzubiegen.
- Feinmotorikübungen mit dem Maiskolben: »Versuchen Sie den Maiskolben mit jeweils zwei Fingern nur an der Schale zu halten. Der Maiskolben soll so von einer Hand in die andere und wieder zurück gegeben werden.
- Maiskolben an den Schalenden in Schwung bringen.
- Jeweils zwei nebeneinander Sitzende versuchen ihre Maiskolben mit den Schalen aneinanderzuknoten. Jede/r hält einen Kolbenteil und so kommen wir gemeinsam mit dem Sitznachbarn und den aneinandergeknoteten Maiskolben mit Musik zum Partnertanz.

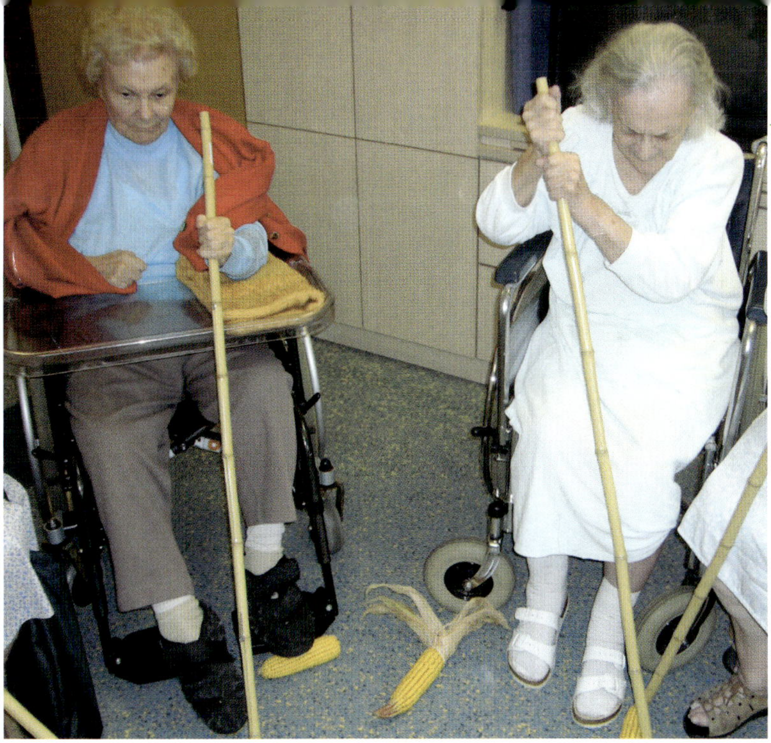

- Aus dem Kreis werden zwei Stuhlgassen gebildet, wobei sich immer zwei gegenübersitzen. Jede/r hält ein Seilende fest, welches zwischen den gegenüber Sitzenden gespannt wird. Nun werden die zusammengeknoteten Maiskolben auf je ein Seil gehängt und die TeilnehmerInnen versuchen, die Kolben am Seil in Bewegung zu bringen (Seilbahn).
- Tanz der Maiskolbenpärchen auf dem Seil zu »Swingtime-Musik«.
- Maiskolbenhockey: Jede/r erhält einen Stab und probiert die Maiskolben damit auf dem Boden zu bewegen.
- In der Mitte des Kreises wird mit Malerabdeckband ein Kreis geklebt, in welchen die Maiskolben mit den Stecken hineinbewegt, bzw. wieder dort herausgefischt werden.
- Jede/r zieht einen Kolben mit dem Stab und nimmt ihn zu sich.
- Abrollmassage mit dem Maiskolben.
- Zielwurf in einen Korb.

5. Der Herbst ist da

Material: Maiskörner, Säckchen, Nüsse, Maroni, Kastanien, Zierkürbisse, Eichel, Tannenzapfen, Stein (jeweils zwei Stück)

Musik: Tanzmusik

- Datum des Herbstbeginns ist auf dem heutigen Kalenderblatt zu sehen. Gespräch über die beginnende Jahreszeit. »Welche Veränderungen stehen uns bevor? Welche Veränderungen bringt die Natur hervor?«
- Erinnerung an die vorangegangene Einheit der Maiskolbenernte: »Wie werden die Maiskolben weiterverarbeitet?«
- Eine große Schale mit Maiskörnern, in welcher Naturmaterialien zu je zwei Stück, wie Nüsse, Steine, Maroni, Eicheln, u.Ä. versteckt sind, wird von TeilnehmerIn zu TeilnehmerIn gereicht.
  - Jede/r tastet nach einem versteckten Objekt und fischt dieses heraus. Betrachten, Beschreiben, Benennen.
  - Auftrag an die Gruppe zu erkennen, welche/r TeilnehmerIn das Gegenstück hat. Jeweils die beiden Teilnehmer, die zusammen ein gleiches Paar besitzen, winken einander zu.
  - Jede/r soll sich ihr/sein Stück gut merken und in ein Säckchen füllen, welches die Gruppenleitung austeilt. Säckchen gut verschnüren.
  - Gymnastik mit dem Säckchen.
  - Werfen und Fangen des Säckchens.
- Zielwürfe in einen Korb, welcher entweder in die Kreismitte oder jeweils in Kreishälften/ bzw. Vierteln gestellt wird (je nach Gruppe).
- Ein Tuch wird quer durch den Kreis gespannt, so dass jede/r es festhält; die Säckchen werden auf das Tuch geworfen und zu Musik zum Tanzen gebracht.
- Nach dem Tanz wird das Tuch mit den Säckchen darin zu einem Bündel geformt und nun wird dieses Bündel geworfen und gefangen.

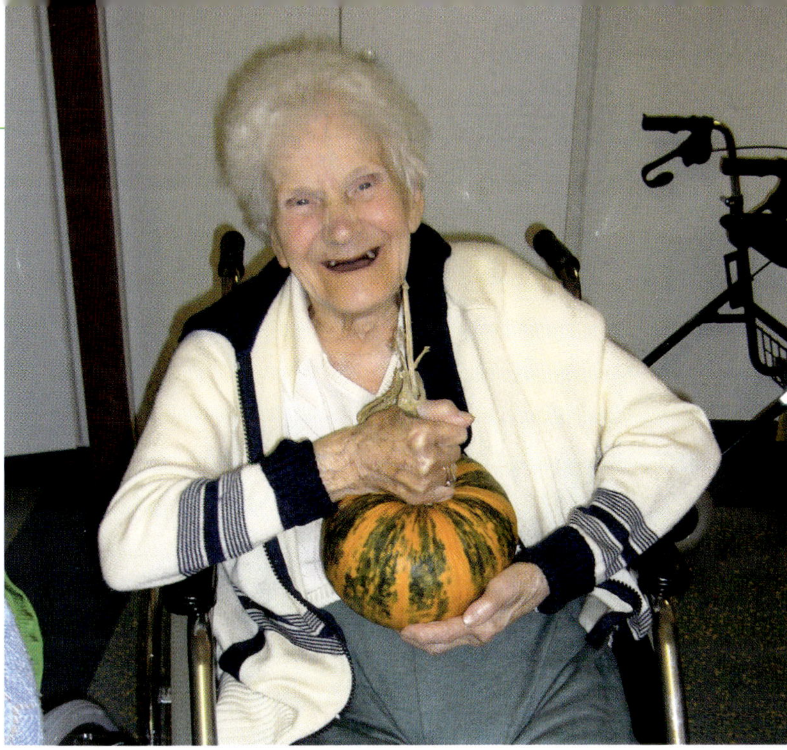

- Jede/r versucht durch ertasten zu erkennen, welcher Sack den Gegenstand beinhaltet, welchen er/sie zu Beginn aus der Maiskornschale gefischt hat.
- Möglichkeiten finden das Säckchen zu halten ohne die Hände zu benützen.
- Jede/r massiert sich mit dem Säckchen dort wo es ihr/ihm angenehm ist.
- Die Säckchen werden aufgeschnürt und der Inhalt herausgenommen, Erinnerung daran, wo wir den Gegenstand herausgefischt haben.
- Jede/r versteckt sein Stück wieder in der Maiskornschale.

6. Kochkünste

Material: Zwiebel, Kartoffel, Kochlöffel, Bälle, Luftballon, Geschirrtücher, Küchengeräte wie z.B. eine Reibe, ein Schneebesen

Musik: »Ein Freund ein guter Freund«, M. Raabe, Polka, »The singing clarinette«, Giorgia Feidmann

→ In einem Körbchen liegen Zwiebeln und Kartoffeln und werden in der Runde gezeigt, betastet und besprochen. »Wer hat eine Idee, welches Gericht man aus diesen Zutaten bereiten könnte?« (z. B. Kartoffelgulasch) Erinnerung an die Kochtätigkeiten und imaginäres ausführen.

→ Jede/r erhält einen Kochlöffel. Rührbewegungen in unterschiedlicher Geschwindigkeit in verschieden großen imaginären Töpfen, die auf unterschiedlichen Herdplatten stehen (um die Bewegungen zu variieren).

- Jede/r wird eingeladen, mit dem Kochlöffel Übungen von Kopf bis Fuß zu finden und zu erproben.
- Ein oder mehrere Bälle kommen ins Spiel und sollen mit den Kochlöffeln in Bewegung gehalten werden.
- Tennismatch: Die Gruppenleitung spielt einen Luftballon von TeilnehmerIn zu TeilnehmerIn, als Tennisschläger ist der Kochlöffel im Einsatz.
- Jede/r wendet sich der/dem SitznachbarIn zu und gemeinsam wird ein Fechtkampf mit dem Kochlöffel ausgetragen.
- Auf den Fechtkampf folgt ein versöhnlicher Tanz. Zu dem Lied »Ein Freund, ein guter Freund« wird gemeinsam mit dem Kochlöffeln der Rhythmus geschlagen.
- Geschicklichkeitsübung: Küchengeräte wie z.B. eine Reibe, ein Schneidbrett mit Griff, ein Schneebesen werden im Kreis von TeilnehmerIn zu TeilnehmerIn jeweils von Kochlöffelstiel zu Kochlöffelstiel weitergereicht.

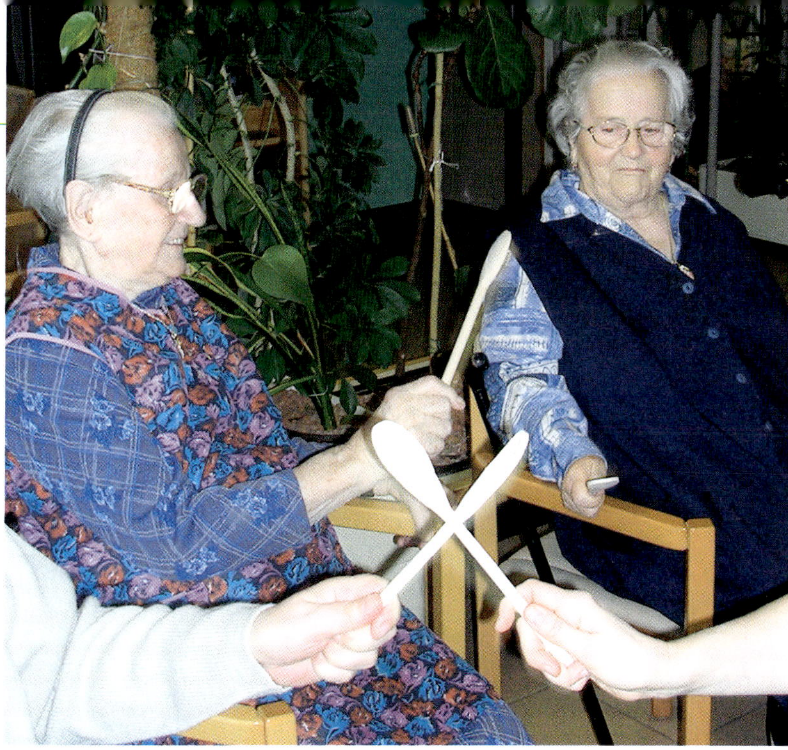

- Geschirrtuchtanz: Zu einer flotten Polka werden Geschirrtücher von Kochlöffel zu Kochlöffel geschupft. Die Gruppenleitung steht in der Kreismitte und fängt Tücher auf und wirft sie weiter.
- Massage: Jede/r klopft sich mit dem Kochlöffel, begleitet von Musik, ab.

7. Herbstspaziergang

Material: Tannenzapfen, Stäbe, Netz oder Tuch, Reifen, Körbe oder Behälter

Musik: »Wozu ist die Straße da«, H. Rühmann, Tanzmusik

- In die Mitte des Kreises wird ein bunter Herbststrauß gestellt. Betrachten und ausgehend davon ein Gespräch über die Schönheiten des Herbstes entwickeln.
- Imaginär machen wir uns bereit für einen Herbstspaziergang »Was sollten wir anziehen?« Pantomimisch werden die Tätigkeiten des Anziehens, Hutaufsetzens, Schuhezubindens u.Ä. dargestellt.
- Zur Musik »Wozu ist die Straße da?« gehen wir los.
- Beschreiben des Anblicks, den uns der Wald bietet, wenn wir angekommen sind. Steigen über Wurzeln und querliegende Baumstämme, Betrachten der sich verfärbenden Baumkronen, tiefer in den Wald gehen, sich ducken müssen, um unter tiefhängenden Ästen durchzukommen. Wir entdecken jede Menge Tannenzapfen, die nun imaginär aufgesammelt werden. Ausführen dieser Tätigkeit und anschließende Schrittbewegungen nach Hause.
- Die Gruppenleitung geht mit einem Korb voller Tannenzapfen im Kreis und jede/r sucht sich einen aus.
  - »Welche Übungen finden Sie mit dem Tannenzapfen, die speziell ihre Hände und Finger in Bewegung bringen?«
  - Ideen aufgreifen und allen anbieten.
  - Wurf- und Fangspiel mit den Tannenzapfen. Die Gruppenleitung ist der Spielpartner in der Mitte des Kreises.
  - Tannenzapfenfußball: Alle legen ihren Zapfen auf den Boden und versuchen ihn im Kreis zu kicken.
  - Tannenzapfenhockey: Jede/r wird mit einem Stab ausgerüstet und nun werden die Zapfen mit den Stäben bewegt.

- In der Mitte des Kreises wird ein Reifen gelegt. Aufgabe ist es, die Zapfen mithilfe der Stäbe in den Reifen zu befördern.
- Jede/r angelt sich wieder einen Zapfen zum eigenen Platz und versucht diesen mit den Füßen zu bewegen und aufzuheben.
- Der Zapfen wird auf den Schoß gelegt und soll sich auf den Oberschenkeln bewegen. Ideen finden, wie diese Aufgabe gelöst werden kann.
- Zapfenwanderung: Zapfen werden im Uhrzeigersinn weitergereicht. Auf ein akustisches Signal hin Wechsel der Richtung.
- Ein Tuch oder Netz wird im Kreis gespannt gehalten und die Tannenzapfen werden draufgeworfen. Zu Musik Tanz der Zapfen.
- Die Gruppenleitung stellt einige Körbe oder Schalen im Kreis verteilt auf. Zielwürfe mit den Zapfen werden probiert.
- Jeweils zwei SitznachbarInnen wenden sich einander zu und klopfen sich zu Entspannungsmusik nacheinander an den Händen unter Unterarmen mit dem Tannenzapfen ab.
- Finaler Zielwurf in einen Korb.

8. Weinlesefest

Material: Weintrauben, Flasche, Korken, Säckchen, Pappteller, Becher, Behälter

Musik: »Boarischer«, ländliche Instrumentalmusik, Tanzmusik

- In einem Stoffsack versteckt wird eine Weinflasche mit Korken durchgereicht. Ertasten und Erraten, was sich im Sack befindet. Auspacken des Inhaltes und ein Gespräch darüber, welches Getränk in solche Flaschen gefüllt wird. Gespräch über die Weinlese und die Weintrauben.
- Erinnerungen an Weinlesefeste werden erzählt.
- Ein Sack mit vielen Korken darin wird zuerst der Reihe nach und dann kreuz und quer im Kreis geschupft. Reaktionstraining.
- Jede/r erhält ein Säckchen mit 3 – 5 Korken darin. Ertasten, was sich im Säckchen befindet und um wie viele Stücke es sich handelt.
    - Bewegen des Säckchens mit Händen und Füßen. Ideen finden.
    - Auflegen des Säckchens auf unterschiedliche Körperstellen.
    - Öffnen und entleeren des Säckchens.
    - Feinmotorikübungen: » Probieren Sie Ihre Hände und Finger mithilfe von ein oder mehreren Korken in Bewegung zu bringen.« »Versuchen Sie möglichst alle Korken ihres Säckchens mit den Fingern einer Hand zu halten« »Versuchen Sie die Korken in die andere Hand zu geben«
    - Je zwei SitznachbarnInnen wenden sich einander zu. Eine/r versteckt einen Korken in einer Hand und der/die andere soll erraten, in welcher Hand sich der Korken verbirgt.
    - Jede/r erhält einen Pappteller und soll seine Korken drauflegen und zu Musik bewegen.
    - Jede/r soll versuchen, sich die Anzahl der eigenen Korken zu merken, dann werden die Korken von Teller zu Teller weitergereicht. Von beiden Seiten des Kreises beginnend (da es sonst zu viel wird), ist bei einem/r

der Teller randvoll. In die andere Richtung kippen, allerdings nur so viele, dass die Anzahl der eigenen Korken überbleibt.

- Ein Tuch oder engmaschiges Netz wird im Kreis gespannt und die Korken werden darauf zum Tanzen gebracht.
- Zielwerfen mit jeweils einem Korken in verschiedene Behälter, welche im Kreis verteilt aufgestellt sind.
- Zielwerfen in einen Behälter, welcher nur in der Mitte des Kreises steht.
- Jede/r TeilnehmerIn befüllt sein Säckchen mit den Korken. Einen Korken behält sie/er in der Hand.
- Stempelmassage mit diesem Korken, begeleitet von rhythmischer Entspannungsmusik.

9. Schafwolle

Material: unverarbeitete Schafwolle, Korb, Stäbe, Sack oder Kissenhülle

Musik: instrumentale Landmusik, z.B. Landler oder Stubenmusi, Entspannungsmusik

- Eine Anziehpuppe aus Papier, welche ein herbstliches Gewand trägt, wird im Kreis herumgereicht. Daraufhin wird ein Gespräch entwickelt über die Notwendigkeit, sich bei immer kälter werdenden Temperaturen entsprechend wärmer anzuziehen.
- Erinnerung an dicke, festere Kleidungstücke. Nennen der Kleidungsstücke, einige pantomimisch anziehen, z.B. einen dicken Wollpullover.
- Ein großer, mit dieser Wolle gefüllter Sack oder ein entsprechendes Polster werden als Wurfgerät eingesetzt. Handball, Faustball, Fußball.
- Die Gruppenleitung geht mit einem Korb, in dem sich unverarbeitete Schafwolle befindet, im Kreis herum und lässt jede/n die Wolle spüren und durchwühlen.
  - Jede/r zupft sich eine Handvoll Schafwolle aus dem Korb.
  - Feinmotorikübungen mit der Schafwolle: »Finden Sie Ideen die Wolle mit Ihren Fingern zu bearbeiten. Versuchen Sie die Wolle möglichst glatt zu pressen. Lässt sich die Wolle auf verschiedenen Stellen der Hand balancieren? Welche Möglichkeiten finde Sie, die Wolle immer nur mit zwei Fingern zu bewegen?« u.Ä.
  - Jede/r legt die Wolle jeweils in eine Handfläche und versucht, sie von dort in die andere Hand zu blasen. Variante: Vom Handrücken in die andere Hand blasen.
  - Zwirbeln oder Rollen der Wolle zu einem länglichen Stück. Dieses zwischen den Fingern bewegen und auf genannten Körperstellen auflegen.
  - Möglichkeiten suchen, die Form der Wolle immer wieder zu verändern.

- Bällchen formen und diese in die Kreismitte werfen.
- Jede/r TeilnehmerIn erhält einen Stab, mit welchem die Bällchen bewegt werden.
- Aufspießen der Wollbällchen auf die Stäbe.
- Zu Musik werden die Stäbe mit der Wolle bewegt.
- Wolle vom Stab pflücken und unterschiedliche Möglichkeiten finden sie am Körper einzuklemmen.
- Zaubertrick: Wolle in eine leicht geöffnete Faust stopfen und am anderen Ende der Faust möglichst dünn herausziehen.
- Entspannung: Handmassage mit der Wolle.

10. Von der Schafwolle zum Wollknäuel

Material: Wuschelball aus Wollresten, Wollknäuel in unterschiedlichen Farben, Stäbe, zusätzlicher Stuhl, Netz

Musik: Instrumentalmusik, Tanzmusik, rhythmische Entspannungsmusik

- Stricknadeln werden gezeigt und gemeinsam erinnern wir uns an die vergangene Einheit mit der »rohen« Schafwolle.
- »Welche Vorgänge sind nötig um aus der Schafwolle stricktaugliche Wollknäuel zu bekommen?« Gemeinsam werden die Schritte besprochen und pantomimisch dargestellt: Waschen, Trocknen, Spinnen, Knäuel wickeln ...
- Erinnerungen an Strickwaren und Strickvorlieben werden erfragt und besprochen.
- Ein aus vielen Wollresten zusammengeknoteter, bunter, großer Wuschelball kommt ins Spiel: werfen, fangen, spüren.
  - Unterschiedliche Wurftechniken erproben.
  - Wuschelball von SitznachbarIn zu SitznachbarIn weiterspielen. Auf ein akustisches Signal hin (z.B. Triangel) Richtungswechsel.
  - Fußballmatch mit diesem Ball.
- Jede/r wählt sich aus einem Korb einen eigenen Wollknäuel. Besprechen der Farbe, eventuell der Wollstärke.
  - Auf Zuruf einer Farbe, winken sich nur diejenigen, die einen Knäuel in dieser Farbe haben, zu.
  - Wollknäuel mit dem/der Sitznachbarn/in hin und her reichen oder schupfen. Auf ein akustisches Signal hin das Knäuel mit der ursprünglich gewählten Farbe an sich nehmen.
  - Jede/r wird eingeladen, möglichst vielfältige Bewegungsideen mit dem Knäuel zu finden.
  - Aus den gefundenen Übungen wird eine Gymnastik von Kopf bis Fuß zusammengestellt.

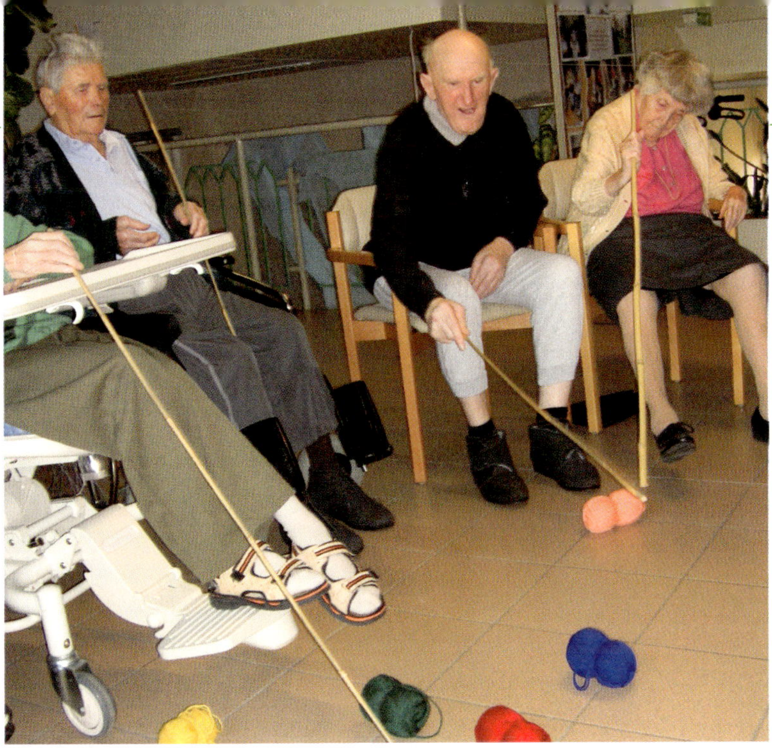

- Bewegung des Wollknäuels zu instrumentaler Musik um verschiedene Körperteile und vor dem Körper.
- Tanz der Knäuel auf einem im Kreis gespannten Netz.
- Auftrag an die Gruppe, das Netz so wild zu bewegen, dass alle Knäuel hinausspringen.
- Jede/r erhält einen Stab und los geht es mit dem Wollknäuel-Hockey-Match.
- Jede/r erinnert sich an die Farbe des ursprünglich gewählten Knäuels und schiebt es mit dem Stab zu seinem/ihren Platz.
- Einzel- oder Partnermassage: sich selbst oder den/die NachbarIn mit dem Knäuel zu Musik abklopfen.

11. Es wird kalt

Material: Schals, Luftballon, Tennisbälle

Musik: Instrumentalmusik, »Swingtime-Musik«, Entspannungsmusik

- Erinnerung an die Wolleinheit und mögliche Strickprodukte.
- Alle Schals sind zusammengeknotet zu einem großen »Schal-ball«.
  - Dieser wird geworfen und gefangen. Zuerst der Reihe nach, dann kreuz und quer zum Reaktionstraining.
  - Entknotung des Schalbündels. Jede/r sucht sich ein Modell aus.
  - Anprobieren des Schals. Verschiedene Arten einen Schal zu tragen sollen von den TeilnehmerInnen erprobt und vorgestellt werden. Vom gewöhnlichen Umlegen über den Kopftuchschal bis zum Zahnschmerzwickel ...
  - Jede/r der möchte beschreibt ihr/sein Modell: Farbe, Länge, Stärke, Muster.
  - Unterschiede sollen erkannt und benannt werden.
  - Bewegungsideen mit dem Schal finden.
  - Wurf- und Fangspiele, jetzt mit den einzelnen Schals.
  - In der Mitte des Kreises werden die Schalenden von jeweils einander gegenübersitzenden TeilnehmerInnen zusammengeknotet, so dass ein Stern entsteht.
  - Bewegen des Sterns zu Musik.
  - Gemeinsam soll die Gruppe versuchen einen Luftballon nur durch bewegen des Schalsternes in der Höhe zu halten.
- Kraft, Zug und Dehnübungen, zuerst alleine, dann mit der Gruppenleitung und in weiterer Folge mit einer/m gegenübersitzenden Nachbarn/In (zu diesem Zweck, wenn möglich, zwei Stuhlgassen bilden).
- Zu Musik mit dem Gegenüber in Schwung kommen

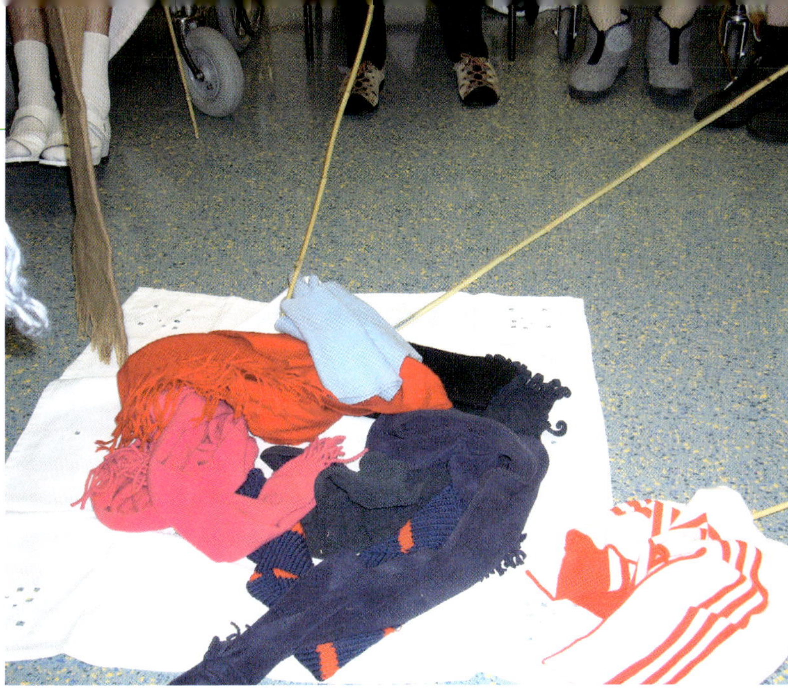

→ Jeweils die zwei Schals der gegenübersitzenden TeilnehmerInnen werden übereinandergelegt und sollen nun ein Rutsche bilden, auf der je ein Tennisball hin und her gerollt wird.

- Jede/r nimmt wieder seinen/ihren Schal zu sich.
- Schal unter einem Knie durchfädeln und somit das Bein zum Schaukeln bringen.
- Massage mit dem Schal, indem dieser entweder über die Oberschenkel oder im Genick bzw. hinter den Schultern hin und her gezogen wird, begleitet von Musik.

12. Vitaminbomben/Gesundheitsvorsorge

Material: Leere, runde Kunststoff-Vitamindöschen (von Brausetabletten), Murmeln, Holzstäbchen, großes Tuch

Musik: Salinen- oder Bergmannsmarsch, Tanzmusik

→ Zeigen eines Fieberthermometers. Gespräch über mögliche Erkältungskrankheiten, die bei kälteren Temperaturen leichter entstehen können, und über Maßnahmen, die zu ergreifen sind, wenn »es einen erwischt hat«.

→ Imaginärer Gang in die Apotheke.

→ Die Gruppenleitung geht mit einer Schachtel im Kreis herum, aus welcher sich jede/r eine Vitamindose holt.

- Bewegungsexperimente mit dem Döschen.
- »Welche Möglichkeiten finden Sie, die Dosen mit den Händen bzw. Fingern zu bewegen?«
- Geschicklichkeitsübungen: Öffnen und Schließen der Döschen mit jeweils einer Hand.
- Das Döschen wird wieder geöffnet und eine Murmel wird von Döschen zu Döschen gekippt und somit weitergegeben. Im weiteren Verlauf können auch mehrere Murmeln weitergegeben werden.
- Ein Holzstäbchen (wie man es vom Arzt kennt) wandert auf die gleiche Weise von Dose zu Dose. Im weiteren Verlauf können auch mehrere Holzstäbchen weitergegeben werden.
- Jede/r wählt sich aus einer Schale eine Murmel und füllt diese in die Dose und verschließt sie wieder.
- Mit der so entstandenen Rassel wird ein Landmusikmarsch begleitet.
- Eine/r in der Gruppe versucht einen Rhythmus vorzugeben und die anderen wiederholen diesen.
- Das Döschen wird auf den Boden gelegt und soll nun mit den Füßen in Bewegung gehalten werden.

- Jeweils ein Fuß steigt auf das Döschen und rollt es hin und her (Rollschuhlauf).
- Die Döschen mit den Füßen kreuz und quer kicken.
- Jede/r angelt sich mit dem Fuß ein Döschen zurück und nimmt es zu sich.
- Erinnerung: »Was befindet sich im Döschen?« Entleerung in eine Schale.
- Tanz der Döschen auf einem im Kreis gespannten und von allen TeilnehmerInnen gehaltenen, großen Tuch.
- Die Gruppenleitung packt die Döschen im Tuch zu einem großen Bündel. Werfen und Fangen des Bündels.
- Jeder fischt sich aus einem Eingriffsloch im Bündel wieder eine Dose heraus.
- Abrollmassage mit dem Döschen zu Musik.
- Versenken des Döschens wiederum im Bündel.

Winter

1. Pantoffelsalat

Material: Filzpantoffel, Ball, Nuss, Schal, Wollsocke, Bambusstäbe, größere Murmeln oder Holzkugeln

Musik: ländliche Tanzmusik, »Swingtime-Musik«, Entspannungsmusik

→ Ein Winterbild wird im Kreis gezeigt. Gespräch über die Jahreszeit und wie man es sich daheim gemütlich machen kann. Was kann zum Wohlbefinden und Wärmen beitragen?

→ Ein Filzpantoffel wird im Kreis weitergereicht und anschließend von Teilnehmer/in zu TeilnehmerIn geworfen.

- Jede/r wählt aus einem Korb einen Filzpantoffel aus und wird eingeladen, Bewegungsideen mit dem Pantoffel zu finden.
- Hinweis, dass sich jede/r die Farbe und das Muster des gewählten Stückes gut merken soll. Jede/r beschreibt ihren/seinen Pantoffel.
- Jede/r versucht den Pantoffel als Handschuh zu verwenden. Die Gruppenleitung geht zu jedem/r TeilnehmerIn und die Pantoffelhandschuhe begrüßen einander, indem die Gruppenleitung mit ihrem Pantoffelhandschuh gegen den Pantoffel des Gegenübers drückt. Kräftigungsübung.
- Ein Gegenstand wie z.B. ein Ball, eine Nuss, ein Schal, Socke wird von Pantoffelhand zu Pantoffelhand weitergereicht. Übung zur Handmotorik und Geschicklichkeit.
- Immer wieder wird ein Handwechsel angeregt.
- Jede/r erhält einen Bambusstab, der Pantoffel wird aufgespießt.
- Tanz der Pantoffel auf dem Stab.
- Jede/r Zweite pflückt ihren/seinen Pantoffel vom Stab und verstaut diesen bei seinem Sitz.
- Die verbliebenen Pantoffeln werden nun von Stab zu Stab weitergereicht. Variante: Richtungswechsel.

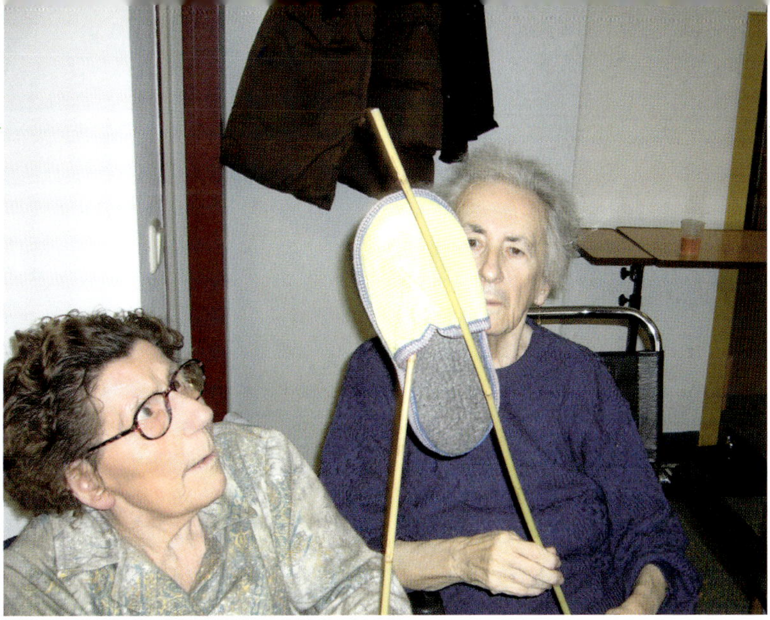

- Pantoffelklau: Die Gruppenleitung geht in die Mitte des Kreises und klaut mit ihrem Stab jeweils einen Pantoffel. Alle, die keinen Pantoffel auf ihrem Stab haben, versuchen jeweils von einem/r Nachbarn/in oder der Gruppenleitung einen Pantoffel zu klauen.
- Alle Pantoffeln werden vom Stab auf den Boden geschleudert und die bei den Sitzen verstauten kommen ebenfalls wieder ins Spiel.
- Nun sollen alle Pantoffeln mithilfe der Stäbe ständig in Bewegung gehalten werden.
- Pantoffel angeln. Jede/r versucht ihren/seinen ursprünglich gewählten Pantoffel wiederzuangeln und zu ihrem/seinem Platz zu bringen. Memoryeffekt.
- Die Bambusstäbe werden eingesammelt und jede/r versucht nun mit den Füßen den Pantoffel zu bewegen
- Zu Musik (»Swingtime-Musik«) wird der Pantoffel vor und mit dem Körper bewegt.
- Zuerst wird eine Murmel oder Holzkugel in den Pantoffel der Gruppenleitung gefüllt und soll nun von Pantoffel zu Pantoffel übersiedelt werden. Dann mit mehreren Murmeln oder Holzkugeln wiederholen. Geschicklichkeitstraining.
- Jede/r verwendet seinen Pantoffel als Massagehandschuh und reibt sich zu Entspannungsmusik am Körper ab.

2. Die Wintersonne

Material: Eiswürfel, gelbe, orange, weiße Tücher, Wäscheklammern, Seil, gelbe Kartonscheibe (Durchmesser etwa 20 cm)

Musik: »Winter«, Antonio Vivaldi, Tanzmusik (Schneewalzer)

→ In einer abgedeckten Schale befinden sich Eiswürfel. Die Teilnehmer/innen werden eingeladen unter die Abdeckung zu greifen und zu spüren, was sich in der Schale befindet.

→ Gespräch über das Eis, die Kälte und die Vor- und Nachteile dieser Jahreszeit. Die Schönheiten einer winterlichen Landschaft und wann diese besonders zur Geltung kommen werden besprochen.

→ Ein Körbchen mit gelben, weißen und roten Wäscheklammern wird im Kreis herumgereicht und jede/r wählt eine aus.

- Die Gruppenleitung geht mit einer gelben Kartonscheibe von einer/m zur/m anderen und jede/r befestigt ihre/seine Klammer an der Scheibe, so dass eine Sonne entsteht.
- »Sonnenwanderung«: Zur Musik »Winter« von Antonio Vivaldi wird die fertige Sonne von Sitznachbar/in zu Sitznachbar/in gereicht. Varianten: Richtungswechsel, nur jeweils eine Hand verwenden, von Handrücken zu Handrücken ...
- Die »Sonne« wird in die Mitte des Kreises gelegt. Ein »Sonnenstrahl« aus zusammengeknoteten Tüchern in sonnigen Farben wird im Kreis geworfen.
- Jede/r wählt ein Tuch aus und hat nun seinen/ihren eigenen »Sonnenstrahl« bei sich.
- Jede/r berührt sich an unterschiedlichsten Körperstellen mit dem Strahl. Variante: Gelingt es den/die Nachbarn/in mit dem eigenen Strahl zu berühren?
- Die Gruppenleitung nennt einen Körperteil, welcher berührt werden soll.

- Gymnastik mit dem Tuch. Jede/r wird gebeten eigene Ideen zu finden, um mit dem Tuch in Bewegung zu kommen
- Brückentanz: Jede/r reicht einen Zipfel ihres/seines Tuches an den/die NachbarIn und diese/r ergreift den Zipfel, so dass die Tücher als Brücke die jeweils nebeneinander Sitzenden verbindet. Gemeinsamer Tanz zu Musik.
- Auflösen der Verbindung indem jede/r darauf achtet, wieder sein Tuch in Händen zu halten.
- »Kann das Tuch in ein Kleidungsstück verwandelt werden?« Jede/r versucht Ideen zu finden, wie aus dem z.B. ein Handschuh, Schal, Kopftuch, Röckchen etc. gewickelt werden kann.
- Ideen werden aufgegriffen und der ganzen Gruppen angeboten.
- Ein Seil wird im Kreis gehalten und jede/r erhält ein bis zwei Wäscheklammern, mit denen das Tuch am Seil befestigt wird.
- Sonnenstrahltanz: Zu Musik werden die Tücher neuerlich zum Tanzen gebracht.
- Abnehmen des Tuches vom Seil.
- Zielwurf mit den Kluppen in ein Körbchen.
- Jede/r hält das Tuch möglichst gespannt und zieht es über Beine, Brust, Genick etc., begleitet von Vivalids »Winter«.

3. Kaffeekränzchen

Material: Kaffeedosen, Kaffeereibe, Kaffeebohnen (ganz und gemahlen), Kaffeelöffel, Würfelzucker, Teeei, Filtertüte

Musik: ländliche Marschmusik (Bergmannsmarsch), »Café Oriental«, Entspannungsmusik

→ In einer verdeckten Schale wird geriebener Kaffee zum Riechen durchgereicht. Gespräch über dieses Getränk und gemütliche Kaffeestunden, wenn es draußen kalt und dunkel wird.

→ Eine alte Kaffeereibe wird durchgegeben und probiert. Die Tätigkeiten des Kaffeezubereitens werden besprochen.

→ Imaginäres Ausführen und Benennen der Tätigkeiten.

→ Jede/r erhält eine Kaffeedose. Beschreiben und Erkennen eventueller Unterschiede der Dosen.

- Jede/r versucht die Dose in Bewegung zu bringen.
- Die Gruppenleitung stellt sich in die Mitte des Kreises und wirft mit jeder/m die Dose einige Male hin und her.
- Zuerst der Reihe nach und danach zum Reaktionstraining kreuz und quer.
- Die Dose wird nun als Trommel eingesetzt. Zu einem ländlichen Marsch versucht jede/r den Rhythmus mitzutrommeln.
- Jede/r öffnet die Dose und nun werden folgende Gegenstände entweder von Dose zu Dose beziehungsweise von Deckel zu Deckel weitergereicht: Kaffeelöffel, Würfelzucker, Teeei und zur Steigerung der Schwierigkeit eine Filtertüte.
- Jede/r TeilnehmerIn legt den Deckel der Dose auf den Boden und versucht sich das Aussehen des eigenen Deckels gut einzuprägen.
- Nun werden die Dosendeckel mit den Füßen in Bewegung gebracht.
- Dosendeckelfußball kreuz und quer im Kreis.

- Jede/r angelt sich mit den Füßen wieder den Deckel, der zu seiner/ihrer Dose gehört und versucht diesen in die Höhe zu bekommen.
- Jede/r entnimmt einer Schale 3 – 4 Kaffeebohnen und füllt diese in die Dose und verschließt sie.
- Mit der so hergestellten Rassel wird das Lied »Café Oriental« rhythmisch begleitet.
- Frage: »Welche Begleitung fiel Ihnen leichter? Trommeln oder rasseln?«
- Jede/r kippt seine Bohnen zurück in die Schale.
- Gymnastik mit der Dose von Kopf bis Fuß, eventuell mit gesprochenem Rhythmus.
- Die Dose wird in die Mitte auf ein Tuch befördert, wo eine Dosenpyramide errichtet wird.
- Softbälle werden verteilt.
- Auf gehts zum Dosen schießen.
- Jede/r erhält wieder die eigene Dose und rollt die gewählten Körperstellen mit ihr zu Entspannungsmusik ab.

4. Der Mützenflug

Material: Mützen, Bambusstangen, Bausteine, Murmeln, Watte, Netz, Thermometer

Musik: ländliche Tanzmusik, Walzermusik, Entspannungsmusik

- Ein Thermometer wird im Kreis gereicht. Gespräch über die Temperaturen im Winter und wie man sich gegen die Kälte schützen kann.
- Winterkleidungsstücke werden besprochen und imaginär angezogen.
- Jede/r wählt sich eine Mütze aus.
  - Betrachten und Beschreiben der ausgewählten Mütze.
  - »Wie können Sie die Mütze in Bewegung bringen?«. Ideen finden.
  - »Wie können Sie die Mütze mit unterschiedlichen Körperteilen in Bewegung bringen ohne dabei Ihre Hände zu benutzen?«
  - Mützen werden zu Handschuhen und sollen auf den Händen in Drehbewegung gebracht werden.
  - Die Gruppenleitung bringt jeder/m eine Stange. Die Mütze wird auf die Stange gesetzt.
  - Jede/r versucht seine Stange in unterschiedliche Richtungen zu bewegen und andere Mützen zu »begrüßen«.
  - Mütze auf der Stange in Bewegung bringen, ohne dass diese abstürzt.
  - Tanz der Mützen auf der Stange zu ländlicher Tanzmusik.
  - Jede/r pflückt seine Mütze wieder von der Stange, prägt sich das Aussehen noch einmal gut ein und wirft sie anschließend auf ein großes, im Kreis ausgelegtes Netz.
  - Tanz der Mützen auf dem Netz zu flotter Walzermusik.
  - Wahrnehmungsübungen: Die Gruppenleitung befüllt ihre Mütze nacheinander mit folgenden Gegenständen: Bausteine, Watte, Murmeln und wirft die Mütze jeweils zu jedem/r TeilnehmerIn.

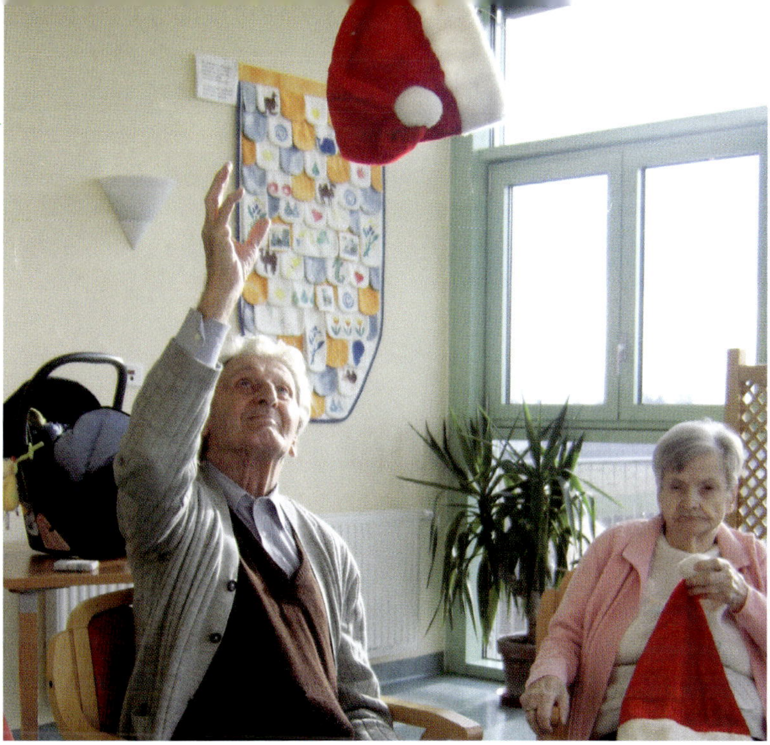

- Jede/r versucht zu tasten und zu erraten, was sich darin verbirgt. Beschreiben, was gefühlt wird: hart, weich, ein Stück, mehrere ...
- Anschließend werden die noch im zusammengerafften Netz befindlichen Mützen ausgepackt und jede/r versucht sich an sein/ ihr Modell zu erinnern.
- Zu Entspannungsmusik wird die Mütze als Massageschwamm verwendet.

5. Kekse backen

Material: Zucker, Ausstechformen, Malerabdeck-Folie (stark), Kochlöffel, Wolle, Triangel

Musik: Instrumentales, rhythmisches Musikstück, »Landler«, rhythmische Entspannungsmusik

→ Ein Schüsselchen mit Staubzucker wird in der Runde herumgereicht und jeder, der möchte, taucht seinen Finger ein und nimmt eine Kostprobe. Gespräch über dieses Lebensmittel, Verwendungsmöglichkeiten, Tradition des Weihnachtskeksebackens. Frage nach den Lieblingskeksen der einzelnen TeilnehmerInnen. Versuch, sich die genannten Kekse zu merken.

→ Imaginäres herrichten und zusammenmischen verschiedener genannter Zutaten. Jede/r erhält einen Kochlöffel und die Bewegung des Rührens wird in unterschiedlicher Intensität, Richtung u.Ä. ausgeführt.

→ Versuch sich an Lieblingskekse zu erinnern. »Für welche Sorte rührt Frau X ihren Teig? Erinnern wir uns gemeinsam an ihr Lieblingsgebäck?«

- Kochlöffelgymnastik: Jede/r versucht Bewegungsideen von Kopf bis Fuß mit diesem Gegenstand zu finden.
- Aufforderung, die Kochlöffel verkehrt zu halten, so dass der Stiel in die Höhe schaut. Auf diesem werden nun Ausstechförmchen weitergegeben, von Kochlöffelstiel zu Kochlöffelstiel, bis jede/r eine Form erhalten hat. Geschicklichkeitstraining.
- »Backutensilienakrobatik«: »Finden Sie vielfältige Möglichkeiten, das Förmchen gemeinsam mit dem Kochlöffel zu bewegen. Ideen werden aufgegriffen und von der ganzen Gruppe umgesetzt.
- Aus beiden Gegenständen entsteht ein Rhythmusinstrument. Die Gruppe soll gemeinsam Rhythmen finden, die geklopft werden.
- Ein instrumentales, rhythmisches Musikstück wird mit diesem Instrument begleitet.

- Die Kochlöffel werden unter den Sitz gelegt und jede/r versucht die Ausstechform mit den einzelnen Fingern in Bewegung zu halten und somit die Feinmotorik zu trainieren.
- Darauf achten, dass so gut es geht alle Finger sowie abwechselnd beide Hände an die Reihe kommen.
- »Finden Sie Körperstellen, auf denen das Förmchen balancieren kann.«
- Jede/r benennt die Form seiner/ihrer Form und versucht sich diese gut zu merken.
- Die Formen werden auf einen Wollfaden gefädelt, der im Kreis ausgelegt wird.
- Jede/r hält den Wollfaden links und rechts vom eigenen Förmchen und bringt dieses zu Musik zum Schwingen und Tanzen.
- Nach Musikstopp schiebt jede/r seine Form im Uhrzeigersinn weiter. Auf ein akustisches Signal (Triangel)hin Richtungswechsel.
- Jede/r achtet darauf seine ursprüngliche Form wiederzuerlangen. Öffnen des Wollfadens und Abnahme der Form.
- Kochlöffel wird unter Sessel hervorgeholt und eine Malerabdeckfolie wird im Kreis gespannt auf welche die Förmchen gelegt werden.
- Ausstechformenhockey: Jede/r versucht nun mit dem Kochlöffel als Schläger die Ausstechformen auf der Folie in Bewegung zu halten.
- Katapult: Jede/r legt seine Form auf den Kochlöffel und katapultiert mit diesem die Form in einen Zielkorb.
- Abklopfmassage mit dem Kochlöffel zu rhythmischer Entspannungsmusik.

6. Tannentanz

Material: etwa handgroße Tannenzweige, Weihnachtsdekorationsgegenstände, Rettungsdecke

Musik: weihnachtliche Instrumentalmusik

→ In der Mitte des Kreises liegen 3 – 4 weihnachtliche Dekorationsgegenstände wie z.B. Stern, Engel, Herz ...

- Durchreichen, Betrachten und Benennen dieser Dinge. Gespräch über Erinnerungen an Weihnachtsbräuche sowie mit diesem Fest verbundene Traditionen.
- Vorstellung, dass wir uns bereit machen in die Natur zu gehen um Tannenreisig zu sammeln. Imaginäres Anziehen und Losmarschieren.
- Bewegungen des Reisigaufsammelns und Bündeln des Gesammelten werden erzählt und ausgeführt.
- Zurück daheim erhält jede/r einen Tannenzweig.
- Spüren, Riechen und unterschiedliche Nadelbäume nennen.
- Jede/r bringt ihren/seinen Tannenzweig zu weihnachtlicher Instrumentalmusik in Bewegung.
- Erinnerung an ein Lied, in welchem die Tanne geehrt wird.
- Gemeinsames Singen des Liedes »Oh Tannenbaum«. Dazu den Zweig möglichst in der Höhe bewegen.
- Geschicklichkeitsübung: Nacheinander werden ein Stern, eine Engelstrohpuppe o.Ä. von Tannenzweig zu Tannenzweig weitergereicht. Möglichst ohne die Hände zuhilfe zu nehmen.
- Wenn alle Gegenstände durchgewandert sind, versucht die Gruppe sich gemeinsam zu erinnern, welche Gegenstände der Reihe nach unterwegs waren. Memoryeffekt.

- Jeweils zwei nebeneinander Sitzende wenden sich einander zu. Berührung der Tannenzweige. Partnertanz zu weihnachtlicher Instrumentalmusik.
- Im Kreis wird eine Goldfolie = Rettungsdecke gespannt, auf welche jede/r ihr/sein Zweiglein wirft.
- Gemeinsam werden die Tannenzweige auf der Folie in Bewegung gebracht, im Kreis, mal auf die eine Seite des Kreises, dann auf die andere. Erproben und Erfinden unterschiedlicher Möglichkeiten.
- Taktile Wahrnehmungsübung: Zu instrumentaler Weihnachtsmusik versucht jede/r die Augen zu schließen und sich mit dem Tannenzweig an verschiedenen Körperstellen zu berühren. Über die Körperstellen streichen und es ganz bewusst spüren.
- Jede/r, die/der möchte, nimmt das Zweiglein mit aufs Zimmer.

7. Neujahrsbräuche

Material: bunte Tücher, Glücksbringer, großes Tuch, Glückskäfer, Igel- oder Tennisbälle

Musik: Walzer, Fledermaus-Ouvertüre, Radetzkymarsch, Pizzicatopolka

→ Die Gruppenleitung gibt einen Tastsack gefüllt mit Neujahrs-Glücksbringern im Kreis herum.

- Taktile Wahrnehmungsübung: Jede/r versucht einen Gegenstand zu ertasten und ihn zu beschreiben, bevor er herausgeholt wird.
- Jede/r versucht sich den Gegenstand gut einzuprägen, bevor dieser in die Mitte des Kreises auf ein Tuch gelegt wird.
- Gespräch über die Glücksbringer und die damit verbundenen Traditionen.
- Zählen, wie viele von jeder Sorte in der Mitte liegen. Gemeinsames erinnern, wer welchen Glücksbringer aus dem Sack geholt hat.

→ Imaginär richten wir uns elegant her für den Silvesterabend.

→ Jede/r erhält ein Tuch, mit welchem er zur Fledermaus-Ouvertüre in Bewegung kommt.

- Jeweils zwei nebeneinander Sitzende legen ihre Tücher aufeinander und bekommen einen Igel- oder Tennisball sowie einen Gummiring. Der Ball wird in die Tücher eingepackt und mit dem Gummi abgebunden, so dass ein Tuchschweif hängen bleibt.
- Kometen- bzw. Sternschnuppenflug: Die selbstgefertigten Sternschnuppen werden im Kreis geworfen. Die Namen des Adressaten soll gerufen werden, damit kein Chaos entsteht.
- Variante: Die Gruppenleitung wirft eine Sternschnuppe los mit dem Auftrag, dass sich derjenige/diejenige, welche die Sternschnuppe fängt, genau merkt, von wem er/sie den Kometen empfangen hat und zu

wem er/sie diesen wirft, so dass immer die gleiche Reihenfolge eingehalten wird. Zu Vivaldis Ouvertüre der »4 Jahreszeiten« geht nun ein Komet nach dem anderen auf seine Flugbahn.

- Die Kometen werden wieder gelöst und jede/r erinnert sich an die Farbe ihres/seines Tuches und nimmt dieses zu sich.
- Die Tücher werden nun als Brücke zwischen den Sitznachbarn/innen gehalten und es geht zum gemeinsamen »Mitternachtswalzer«.
- »Welches Lied wird laut Tradition am 1. Januar gehört?«
- Jeder bewegt sich und sein Tuch zum Radetzkymarsch.

→ Ein Tuch wird im Kreis gespannt, gemeinsames Erinnern an die Glücksbringer von Stundenbeginn: »Welche Tiere sind als Glücksbringer bekannt?«

→ Auf dem Tuch werden der TeilnehmerInnen-Anzahl entsprechend Glückskäfer (entweder selbstgebastelt oder gekauft) verteilt, die zur »Pizzicatto-polka« in Bewegung gehalten werden.

- Das Tuch wird so bewegt, dass jeweils einige Käfer in eine bestimmte Richtung zur Seite rutschen, so dass sich jede/r einen Käfer greifen kann.
- Druckmassage auf den Händen und Fingern mit dem Käfer.
- Jede/r nimmt sich ihren/seinen Glücksbringer mit aufs Zimmer.

8. Schneeballschlacht

Material: Schneebälle (Styroporflocken werden in Jausensäcke gefüllt und mit Klebeband dicht geklebt), ein Riesenschneeball = Styroporflocken in einer großen, zu einem Ball verklebten Folie, Fliegenklatschen, Malerabdeckfolie, aus Erdungsdraht geformte Tore (ca. 25x20 cm)

Musik: »Wenn die Elisabeth nicht so schöne Beine hätt«, Entspannungsmusik

→ Die Gruppenleitung bringt eine, mit einem Tuch abgedeckte Schüssel mit Schnee und lädt die TeilnehmerInnen ein, unter dem Tuch zu fühlen, was sich in der Schüssel befindet.

→ Gespräch über den Schnee, Erinnerungen an Winterfreuden in der Kindheit.

→ Bewegungen von genannten Aktivitäten werden pantomimisch ausgeführt.

→ Imaginäres Formen einer Riesenschneekugel.

- Die Riesenschneekugel kommt ins Spiel.
- Der Schneeball wandert im Uhrzeigersinn im Kreis, auf ein akustisches Zeichen hin erfolgt ein Richtungswechsel.
- Der Schneeball wird im Kreis geworfen.
- Fußball mit der Riesenschneekugel.
- Jede/r erhält einen kleinen Schneeball zugeworfen.
- Wurf- und Fangspiele mit den Schneebällen
- Die Gruppenleitung hockt sich in die Mitte des Kreises und los gehts mit einer Schneeballschlacht, indem alle auf die Person in der Mitte werfen und diese kreuz und quer zurückwirft.
- Gymnastik mit dem Schneeball: »An welchen Stellen kann der Schneeball um Körperteile wandern?«

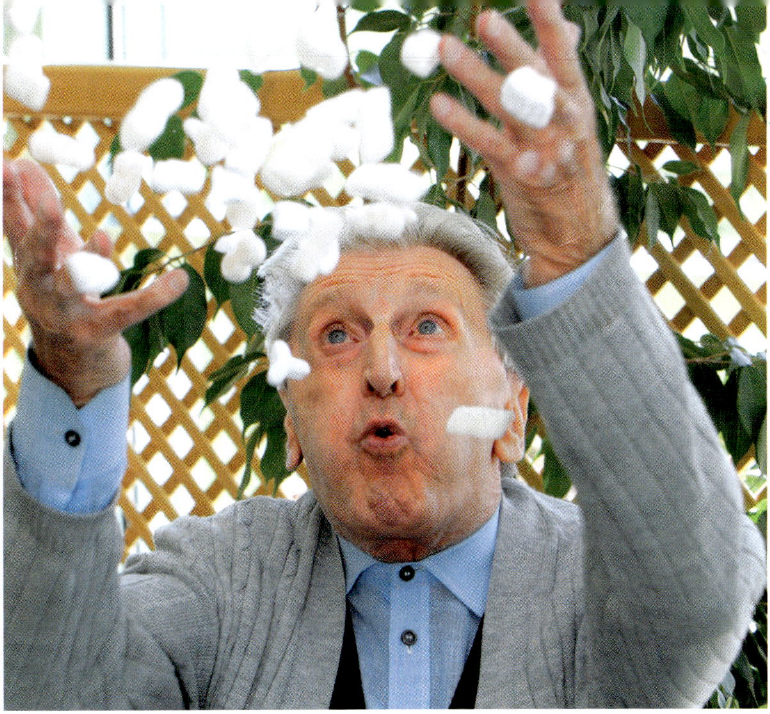

- »Können Sie den Schneeball halten, ohne Ihre Hände zu verwenden?«
- Jede/r erhält eine Fliegenklatsche und bewegt mit ihr die Schneebälle am Boden zum »Schneeballhockeymatch«.
- Variante: Auf den Boden werden einige aus Erdungsdraht geformte Tore mit Malerabdeckband aufgeklebt, durch welche die Schneebälle geschossen werden sollen.
- Auf dem Boden wird eine Malerabdeckfolie ausgebreitet, welche als Eislaufplatz dient.
- Zur Musik »Wenn die Elisabeth nicht so schöne Beine hätt« probiert jede/r auf dem Eis zu rutschen/laufen.
- Die Folie wird aufgehoben und die Schneebälle daraufgeworfen.
- Schneebälle auf der Folie in Bewegung bringen.
- Jede/r massiert sich mit dem Schneeball dort, wo es ihr/ihm angenehm ist.

9. Handschuhzirkus

Material: Handschuhe, unterschiedliche Bälle, kleine Holzstäbe (Arztspachteln), Kugeln, Netz oder großes Tuch

Musik: »Swingtime-Musik«, »Boarischer«, Polka, Entspannungsmusik

- Ein Sack gefüllt mit Handschuhen wird im Kreis geworfen.
- Beschaffenheit des Inhalts von außen spüren und benennen.
- Jede/r greift in den Sack und holt sich einen Handschuh heraus.
  - Zuwinken mit dem Handschuh, sowohl mit der rechten, wie mit der linken Hand.
  - Bewegungsexperimente mit dem Handschuh.
  - Wurf- und Fangübungen mit der Gruppenleitung bzw. dem Sitznachbarn/der Sitznachbarin.
  - Aus einem Korb den passenden zweiten Handschuh auswählen. Beschreiben der eigenen Handschuhe.
  - Bewegungsideen mit beiden Handschuhen finden.
  - Wurfübungen mit beiden Handschuhen gleichzeitig.
  - Übungen zur rechts-links-Koordination: Jede Hand hält einen Handschuh. Es sollen jeweils gleiche Körperteile der rechten und linken Körperhälfte gleichzeitig mit der jeweiligen Hand berührt werden. Variante: über Kreuz.
  - Jede/r wendet sich dem/der Nachbarin zu. Zu Musik wird versucht, die Handschuhe des Gegenübers in der Bewegung zu treffen.
  - Jede/r probiert seine Handschuhe an. Bei Größenproblemen wir gemeinsam überlegt und geschaut, wie am vorteilhaftesten getauscht werden könnte.

- Bälle, die sich in Größe, Gewicht und Oberflächenbeschaffenheit unterscheiden, werden nun mit den angezogenen Handschuhen gespielt. Frage:« Welchen Unterschied spüren Sie, wenn Sie die Bälle mit Handschuhen spielen?«
- Geschicklichkeitstraining: Holzstäbchen, Kugeln o. Ä. nur mit Handschuhfingern halten und im Kreis weitergeben.
- Ablegen der Handschuhe und diese beim Sessel verstauen.
- Taktile Wahrnehmungsübung: Die Gruppenleitung reicht nun unterschiedlich befüllte Handschuhe (mit Arztspachteln, Watte, Murmeln, Steinchen ...) im Kreis herum. Spüren und Erkennen, was darin sein könnte.
- Memoryspiel: Jede/r wirft einen Handschuh ihres/seines Paares in einen Korb und zeigt diesen vorher noch mal der Gruppe.
- Stop and go Spiel: Zu Musik wird der Korb weitergereicht. Wer den Korb bei Musikstopp bei sich hat, zieht einen Handschuh heraus und gemeinsam wird überlegt, wer den passenden zweiten bei sich hat.
- Handschuhtanz: Ein großes Netz oder Tuch wird im Kreis ausgebreitet und von allen gehalten. Die Handschuhe werden alle daraufgeworfen und gemeinsam zu Polkamusik zum Tanzen gebracht.
- Jede/r nimmt sich wieder ihr/sein Paar Handschuhe.
- Massagehandschuh: Sich mit seinem angezogenen Handschuh abreiben, begleitet von entspannender Musik.

10. Faschingszauber

Material: Faschingsutensilien, Luftballons, Fliegenklatschen

Musik: fröhliche Tanzmusik, »Mir geht's gut«, Heinz Rühmann, Entspannungsmusik

- In der Kreismitte werden einige Faschingsutensilien, z.B. Lampion, Luftschlange, Maske aufgelegt.
- Betrachten und Besprechen der mitgebrachten Gegenstände. Erinnerungen an eigene Faschingsbräuche und Erlebnisse können erzählt werden.
- Faschingswolke: Ein mit vielen bunten, aufgeblasenen Luftballons gefüllter Müllsack kommt in den Kreis und wird von der Gruppenleitung zu jedem/r TeilnehmerIn gespielt.
  - Anschließend soll die Gruppe gemeinsam versuchen die »Faschingswolke« mit vereinten Kräften in Bewegung zu halten. Mit Ganzkörpereinsatz (von Kopf bis Fuß).
  - »Was meinen Sie könnte der Inhalt dieser Wolke sein?«
  - Die Gruppenleitung entleert in Bewegung den Sack
- Jede/r versucht einen der herausspringenden Ballons zu ergattern.
  - Benennen der Farbe.
  - Bewegungsexperimente mit dem Ballon.
  - Die Gruppenleitung geht in die Kreismitte und fordert die Teilnehmenden auf, nach Lust und Laune die Ballons zu ihr/ihm zu spielen und darauf zu achten, wann ein Ballon retour kommt. Reaktionstraining.
  - Alle erhalten Fliegenklatschen und werden eingeladen auszuprobieren, was mit diesem Gerät und dem Ballon für Bewegungsmöglichkeiten zu finden sind (Luftballonhockey, Luftballontennis, Balanceübungen ...).
  - »Luftiger Tanz«: Zu Musik lassen alle ihren Ballon hüpfen, tanzen, in Bewegung sein.

- »Zauberei«: Jede/r reibt den eigenen Ballon am Gewand und lädt ihn so elektrostatisch auf. Der Ballon bleibt dann ohne gehalten zu werden am Bauch kleben.
- Partnermagnet: Neuerlich wird der Ballon fest am Gewand gerieben und dann wird erprobt, ob er mit dem Ballon des/der Nachbarn/in zusammenklebt.
- Partnertanz: Jede/r wendet sich dem/der SitznachbarIn zu und zum Lied »Mir gehts gut« klopfen die Ballons aneinander.
- Fußballmatch: Jede/r hilft mit, alle Ballons mit den Füßen ständig in Bewegung zu halten.
- Variante »Hochseilakt«: Ein Seil oder mehrere Seile werden an einander gegenüberliegenden Sesselbeinen befestigt. Nun geht der Auftrag an die Gruppe, die Ballons so mit den Füßen zu bewegen, dass sie über die Seile springen.
- Memoryeffekt: Jede/r versucht sich an die Farbe des eigenen Ballons zu erinnern und einen solchen wiederzubekommen.
- Abklopfmassage mit dem Luftballon.
- Wer möchte, verleiht seinem Ballon mittels eines wasserfesten Stiftes ein Gesicht und nimmt sich einen luftigen Faschingsgesellen mit aufs Zimmer.

11. Riesenkonfetti

Material: Kübel oder Schale mit Konfetti, runde, bunte Mousepads oder aus Moosgummi oder Karton gefertigte Scheiben (Durchmesser ca. 20 cm), am besten mit runden Aufklebern in verschiedenen Farben beklebt, Wuschelbälle, Luftschlangenrollen, Wasserbälle, Luftballon

Musik: Pizzicatopolka, Faschingsmarsch, Landler

- Die Gruppenleitung geht mit einer Schale oder kleinem Kübel gefüllt mit Konfetti zu jedem Teilnehmenden und regt an, in das Bunte einzutauchen und die Farbpunkte von der Hand in den Behälter regnen zu lassen.
- Gespräch über den Inhalt des Behälters und das bunte Faschingstreiben.
- Fliegende Untertasse: Ein Riesenkonfetti wird wie eine Frisbeescheibe zwischen TeilnehmerIn und Gruppenleitung hin und her gespielt.
  - Reaktionsübung: Das Riesenkonfetti soll nun beliebig im Kreis gespielt werden.
  - Weitergabe des Riesenkonfetti im Kreis.
  - Varianten überlegen: »Wie können Sie es zum/zur Nachbarn/in bewegen, ohne dabei die Hände zu verwenden?« (eingeklemmt zwischen den Ellbogen oder Knien ...)
  - Jede/r wählt ein Riesenkonfetti (= Mousepad oder ähnliche Scheibe).
  - »Wie können Sie mit diesem Riesenkonfetti in Bewegung kommen?«
  - »Haben Sie eine Idee, in was sich das Riesenkonfetti verwandeln könnte?« (Hut, Lenkrad, Fächer, Teller ...). Ideen sammeln, moderieren und der gesamten Gruppe zur Verfügung stellen .
  - Einsatz als Schläger: Einige Wasserbälle sollen am Boden mithilfe der Scheiben in Bewegung gehalten werden.
  - Tennis: Ein Luftballon wird mithilfe des Riesenkonfetti in luftiger Höhe gehalten.

- Unterschiedlich große Wuschelbälle werden zuerst im Uhrzeigersinn von Platte zu Platte weitergerollt, anschließend weitergeschupft.
- Variante: Hin und her schupfen des Wuschelballes von Platte zu Platte zwischen Sitznachbarn/innen. Wahlweise steht die Gruppenleitung als Spielpartner zur Verfügung.
- Experiment:« Wie lassen sich Luftschlangenrollen mithilfe der Riesenkonfetti weiterbefördern?«
- Variante: Abgerollte Luftschlangen werden transportiert.
- »Welche Möglichkeiten finden Sie, sich auf dem Riesenkonfetti zu bewegen?«
- Feinmotoriktraining: Wenn die Riesenkonfetti aufgelebte Farbpunkte haben, können die TeilnehmerInnen zu Musik (Pizzicatopolka) ihre Finger auf den Punkten bewegen.
- Variante: Handwechsel.
- Stop and go Spiel: Zu Musik bleiben die Finger auf den Punkten der Scheibe in Bewegung, bei Musikstopp wird die Farbe eines Punktes gerufen, auf welchen ein Finger zeigen soll.
- Erschwernisvariante: Eine Farbe und eine Zahl wird gerufen. Es sollen entsprechend der genannten Zahl Finger auf den entsprechenden Farbpunkten verteilt sein. Konzentrations- und Koordinationstraining.
- Einsatz als Trommel: Ein Faschingsmarsch wird rhythmisch begleitet, indem das Riesenkonfetti als Tambourin benutzt wird.
- Partnertanz: Sitznachbarn/innen wenden sich einander zu und halten jeweils auch ein Stück der Scheibe des/der anderen.
- Beidhändig durch das Riesenkonfetti verbunden kommen beide zu Musik in Bewegung.
- Fernrohr: Konfetti zu einer Palatschinke rollen und hindurchsehen, wer alles in der Runde zu entdecken ist.
- Mit dieser Rolle zu Entspannungsmusik dort abrollen, wo es gut tut.

12. Narrenkappen

Material: Faschingshütchen (in Stanitzelform), drei unterschiedliche Faschingshüte, kleine Bälle, Luftschlangen, Konfetti, Luftballon, Seil- oder Kartonringe, Seile

Musik: Faschingsmusik, »Swingtime-Musik«, Entspannungsmusik

- In der Mitte des Kreises liegen auf einem Tuch drei unterschiedliche Faschingshüte.
- Betrachten, Besprechen, Überlegen, zu welcher Maskerade diese Hüte gehören könnten. Gespräch über den Brauch des Maskierens und Verkleidens.
- Gemeinsam singen wir das Lied: »Mein Hut, der hat drei Ecken, drei Ecken hat mein Hut, und hätte er nicht drei Ecken, dann wär er nicht mein Hut«. Dazu werden die entsprechenden Bewegungen ausgeführt.
- Jede/r wählt ein Faschingshütchen aus und probiert, was ihm damit alles einfällt.
  - Gymnastik mit dem Hütchen von Kopf bis Fuß.
  - Verwendung als Handschuh und so gerüstet den/die linken und rechten Nachbarn/in Begrüßen.
- Zu fröhlicher Musik wird ein Ballon in der Luft gehalten, der nur durch die »Hütchenhandschuhe« berührt werden soll.
  - Feinmotorikübungen: »Hütchen, Hütchen du musst wandern, von der einen Hand zur anderen«. Hütchen auf einzelnen Fingern in Drehung bringen.
  - »Welche Körperstellen finden Sie, auf denen das Hütchen balancieren kann?«
  - Hütchen als Behälter: Verschiedene Dinge wie z.B. Luftschlangen, Konfetti, kleine Bälle werden von Hütchen zu Hütchen weitergekippt.

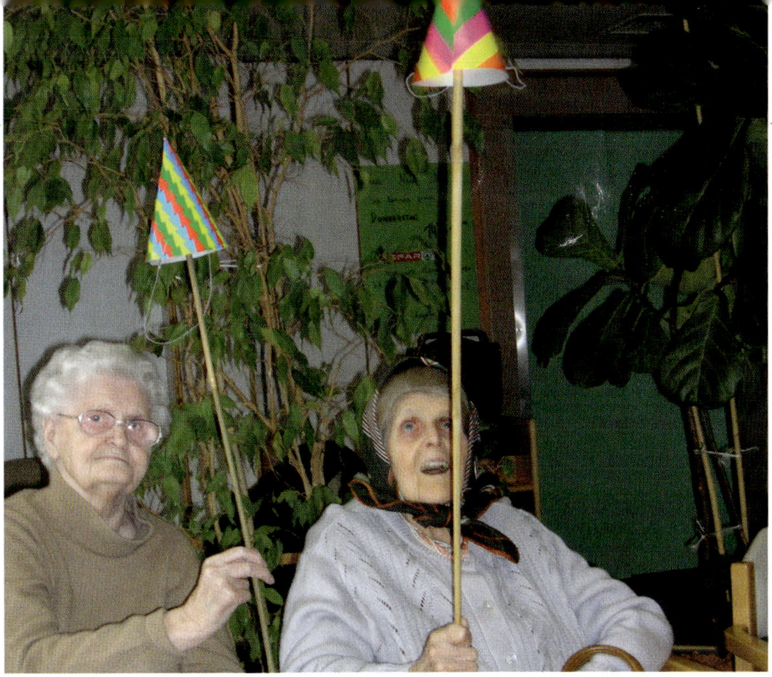

- Hütchen werden innerhalb des Kreises auf dem Boden verteilt. Jede/r erhält einen Seil- oder Kartonring und versucht sich nun im Zielwurf. Die Gruppenleitung wirft die Ringe immer wieder retour, um neuerliche Versuche zu ermöglichen.
- Öffnen des Sitzkreises zu einer Gasse. Jeweils zwischen zwei einander gegenüber Sitzenden wird ein Seil gespannt, auf welchem die Hütchen auf ihrem Gummiriemen aufgefädelt werden.
- Seilbahn: Die einander gegenüber Sitzenden bewegen die Seile so, dass die Hütchen als Gondeln hin und her fahren.
- Variante: Die Gruppenleitung befüllt einzelne »Gondelhüte« (Bälle, Kugeln, Luftschlangen ...), welche nun weitertransportiert werden sollen. Das Hütchen
- rutscht auf die andere Seite und dort wird der Inhalt in ein benachbartes Hütchen umgefüllt und so immer weiter durch die Gruppe bewegt.
- Tanz der Hütchen am Seil: zu »Swingtime-Musik« werden die Hüte am Seil zum Tanzen gebracht.
- Ausfädeln der Hütchen vom Seil.
- Jede/r verwendet seinen Hut – begleitet von Entspannungsmusik – zum Massieren.

Tipps zur Materialbeschaffung

Da der Einsatz von Alltagsmaterialien einen wichtigen Schwerpunkt unserer Arbeit darstellt, sind wir immer auf der Suche nach neuen Ideen mit hohem Aufforderungscharakter.

Aus den Rückmeldungen der Menschen, mit denen wir arbeiten, hören wir immer wieder, dass es besonders gut ankommt, Materialien zu verwenden, die scheinbar wertlos sind, die nichts oder nur wenig kosten. »Mit Ihnen machen wir immer aus nichts alles!«, sagte einmal eine Teilnehmerin und »Als Kinder haben wir auch nichts gehabt und mit dem, was einfach vorhanden war, gespielt!« Dass diese Erinnerung auch eine gute Anknüpfung für unser gemeinsames Tun darstellt, ist ein zusätzlich positiver Aspekt des Einsatzes dieser Alltagsmaterialien.

Ist man einmal von diesem motogeragogischen Zugang fasziniert, geht man mit einem ganz speziellen Blick durchs Leben und erkennt, was alles zum Einsatz kommen kann. Egal, was Ihnen in die Hände kommt, probieren Sie selbst aus, lassen Sie Ihrer Kreativität freien Lauf und Sie werden bemerken, wie man im Experimentieren selbst auf die kreativsten Ideen kommt! Sehr bewährt hat es sich, bei unserer Jagd nach neuen Materialimpulsen immer wieder die »75-Cent-Shops« bzw. Flohmärkte aufzusuchen, in denen sich gut Brauchbares in Hülle und Fülle finden lässt.

Wenn Sie täglich in einer Einrichtung tätig sind, ist es sehr reizvoll, mit den TeilnehmerInnen selbst Einiges herzustellen, was dann in einer oder mehreren Einheiten gemeinsam freudvoll in Bewegung gebracht wird (der Praxisteil enthält auch diesbezüglich Anregungen).

Der Urtrieb der Sammelleidenschaft lässt sich gut zunutze machen – entweder bei den TeilnehmerInnen selbst oder bei Kollegen, Bekannten, Freunden. Wenn Sie so einen Aufruf starten, um zum Beispiel Gurkenglasdeckel oder alte Strumpfhosen zu sammeln, werden Sie binnen kürzester Zeit genug haben, um eine Gruppe damit zu bewegen.

Kommentar

Wir Menschen sind nicht nur in unserer Gesamtheit ein Wunder, wir sind auch durch die uns mitgegebene Gnade wunderbare Anpassungskünstler geworden.

Ist es nicht so, wenn der linke Fuß vorübergehend hinkt, dass wir den rechten mehr belasten?

Dass wir, wenn wir trotz Schreien nicht mehr gehört werden, oft verstummen?

Wenn so der Geist beim alten Menschen langsam zur Ruhe geht – sich schlafen legt – verlagert sich diese Existenz in einen übersensiblen Sinneszustand auf der Berührtseinsebene.

Verliert jemand sein Augenlicht, gilt er zwar als behindert, bleibt aber trotzdem in seiner Gesamtheit Mensch.

Verliert jemand seinen Verstand, widerfährt demjenigen nicht mehr die nötige menschliche Wertschätzung. Es kommt oft zu einer Stigmatisierung.

Wer seine Gedanken verliert, ist auch schon aus Sicht der Gesellschaft verloren. Er wird nicht mehr gesucht, besucht, er wird gemieden und aufgegeben.

Sind wir Menschen nicht oft schon im zarten Alter von 20 Jahren in unseren Gedanken verloren, wenn wir die erste große Liebe verspüren?

Jeder Mensch wäre gerne – so gesehen – ein Leben lang in dieser Verlorenheit eingebettet. Nur indem wir diese Liebe teilen, uns mitteilen, geht sie uns oftmals verloren.

Vielleicht kehrt auch der verlorene Greis seine Gedanken, seinen Verstand nur nach innen und ist somit in sich selbst verliebt. Nun erst recht gibt er möglicherweise seiner Existenz, seinem Leben Sinn, der ab nun für den Betroffenen unteilbar bleibt.

Mit diesem Menschen auf dieser Ebene, mit der für uns nicht mehr zugänglichen Liebe zu kommunizieren, ist Aufgabe der Motogeragogik.

MOTOGERAGOGIK IST SOMIT AUS MEINER SICHT DER LIEBEVOLLSTE UMGANG MIT DER DEMENZ IM ALTEN MENSCHEN.

Franz Schöfmann

Ehemaliger Direktor des Margaretaheims in Wolkersdorf

Beobachtungen und Entwicklungen aus der psychomotorischen Praxis – Erfahrungsberichte

Motogeragogik – ein Weg, der nicht nur mich, sondern ganz besonders den alten Menschen berührt und bewegt (Elisabeth Gstöttner)

Am Anfang war die Motopädagogik, die ich seit Beendigung meiner Zusatzqualifikation begeistert praktiziere. Von den unheimlichen Erfolgen und positiven Auswirkungen auf die oft sehr schwierigen Kinder meiner Gruppen beflügelt, suchte ich nach weiteren Möglichkeiten, mich im Bereich Psychomotorik zu vertiefen und mein Repertoire zu erweitern. Dabei stieß ich auf die Motogeragogik. Als Absolventin der ersten österreichischen Ausbildungsveranstaltung fand ich es zunächst einmal logisch, dass Psychomotorik auch bei alten und sehr alten Menschen anwendbar und erfolgreich sein kann und ließ mich restlos davon überzeugen. Mit dem Abschlusszertifikat in den Händen war mir aber noch vollkommen unklar, ob ich jemals den Schritt in die Praxis, der mir bei den Kindern so leicht gefallen war, wagen würde. Es dauerte längere Zeit, bis ich mir dann ein gewisses Ultimatum »jetzt oder nie« stellte und eine private Seniorengruppe motogeragogisch bewegte. Die Begeisterung der älteren Damen war enorm. Sie wollten gar nicht mehr aufhören und so dauerten die gemeinsamen Erinnerungs- und Abenteuerreisen oft einen ganzen Abend lang. Gemeinsames Spielen, Erinnern, Singen, Bewegen, Tanzen, Lachen und Lernen war auch für mich sehr unterhaltsam und lehrreich.

Abermals wurde mir bewusst, dass durch das Medium Bewegung sich ganz viel bewegen lässt. Gestärkt von diesen Erfolgen war ich nun auch für Alten- und Pflegeheime bereit. Der Zufall ermöglichte es mir auf einer Demenzstation in einem Pflegeheim mit einer Gruppe von zehn bis fünfzehn Menschen im Alter zwischen 80 und 100 Jahren zu starten.

Mein erster Eindruck war bedrückend: versteinerte Gesichter, reglose Körper, unverständliches Gemurmel, leere Blicke, Hilflosigkeit, Rollstühle. Am Anfang herrschte gegenseitige Skepsis. Doch bereits nach den ersten Stunden wurde das beinahe Unmögliche langsam möglich. Die hilflosen Menschen wurden durch das Anregen kreativ und wach.

Die reglosen Körper begannen, sich freudvoll zu bewegen.
Die versteinerten Gesichter bekamen einen Ausdruck der Freude und des Lebens.
Leere Blicke wurden leuchtend und erwartungsvoll.
Das unverständliche Gemurmel entwickelte sich im Laufe der Zeit durch aufmerksames, respektvolles Hinhören zu teilweise vollständigen Sätzen. Lernen und Lachen wurden zum Ritual.

Als ich Frau U. kennenlernte, saß sie zusammengekauert in ihrem Stuhl, ein undeutliches ständiges Geschimpfe war die einzige Kommunikationsform, die ich bei ihr bemerkte. Ich versuchte über das Material mit ihr in Beziehung zu kommen. Nach einigen Stunden nahm sie dankbar mein Materialangebot an, hielt es fest in Händen, roch daran und fand ihre Beziehung zum Material und zu mir. Die Musik lenkte sie immer wieder von ihrem aggressiven Gemurmel ab und bald schon war sie unser »Sängerknabe« in der Runde. Jetzt ist sie Stammgast in unserer Bewegungsstunde, nimmt jede Art der musikalischen und materiellen Stimulation an. Sie spricht deutlich in ganzen Sätzen und kann ihre Wünsche ausdrücken. Wenn ich das Material am Ende einer Einheit einsammle, kann sie sich kaum davon trennen.

Bei der ersten Begegnung mit Herrn Sch. war ich etwas erschrocken. Ich begegnete einem äußerst liebenswerten Menschen mit einem sehr alten, schwachen Körper. Wann immer seine körperliche Verfassung es zuließ, kroch er aus seinem Bett und wünschte sich bei der »Spaßrunde« mitzumachen. Er war immer der Hahn im Korb und genoss die »Späße«, zu denen er auch im sehr hohen Alter und bei geistiger Verwirrtheit immer beitrug. Bei jedem meiner Besuche hatte ich die Befürchtung, dass gerade er vielleicht bald nicht mehr dabei sein würde. Meine und seine Freude war deutlich spürbar, wenn er abermals dabei war. Er versuchte alles zu geben und seinen Erinnerungsschatz an uns weiter zu geben. Ich bin davon überzeugt, dass sein Leben durch unsere »Spaßrunden« verlängert wurde. Nie werde ich seine spitzbübischen Augen vergessen.

Frau S. war anfangs nicht in der Lage, länger als fünf Minuten sitzenzubleiben und mitzumachen. Sie stand auf, irrte umher und war oft nicht ansprechbar. Einfachste Aufträge konnte sie nicht umsetzen. Durch die Musik, den hohen Aufforderungscharakter der Materialien und enorme Beziehungsarbeit der ganzen Gruppe konnten wir sie in das Geschehen einbeziehen. Die Bewegungsabenteuerstunde war für sie zu einem Fixpunkt geworden. Hier wurden ihre Defizite akzeptiert und ihre Stärken in den Vordergrund gerückt. Die gezielte Teilleistungsförderung geschah ganz nebenbei und verbesserte unbemerkt ihre körperlichen und geistigen Fähigkeiten. Die Erfolgserlebnisse motivierten sie weiterzumachen und sich selbst zu steigern. Frau S. sitzt nun eine ganze Stunde lang in ihrem Stuhl, macht begeistert mit, spricht mit den anderen TeilnehmerInnen und fühlt sich sichtlich wohl. Ihre Bewegungsfähigkeit im Bereich Arm- und Handmuskulatur hat sich enorm verbessert. Nicht selten erhält sie beim Werfen und Fangen der verschiedensten Materialien von den GruppenteilnehmerInnen Applaus, in Anerkennung ihrer unheimlichen Fortschritte, die von der Gruppe miterlebt wurden.

Bei meiner Ankunft auf der Station, lag Frau B. meist in ihrem Bett. Oft ging ich zu ihr und redete mit ihr und versuchte sie zu motivieren, in unsere Bewegungsstunde zu kommen. Nach einigen Wochen kam sie mir bereits entgegen. Als eine der wenigen Mobilen auf dieser Station holte sie noch andere in ihren Rollstühlen ab. Das Gefühl eine Hilfe zu sein gab ihr Selbstwertgefühl und Energien. Anfangs war die Organisation der Gruppe sehr schwierig. Meine Senioren waren kaum fähig, selbst an den Termin zu denken. So war ich auf die Mithilfe der Pflegekräfte angewiesen. Als mir einmal die Schwester sagte, dass niemand kommen wolle, war ich sehr enttäuscht und zweifelte an meiner Wahrnehmungsfähigkeit, hatte ich doch das Gefühl, dass die Stunden gut liefen, die Menschen Spaß hatten und gerne mitmachten. Als ich mich dann auf den Weg machte und in die verschiedenen Zimmer schaute und unseren Anfangsspruch sagte, bewegten sich plötzlich die Bettdecken und erwartungsvolle Gesichter schauten mich freudig an. Der Irrtum klärte sich bald auf, als mir nämlich einige Bewohner sagten, sie glaubten sie müssten zur »Therapie« kommen. Jetzt ist es so, dass sich die Bewohner schon rechtzeitig auf den Weg machen, da aufgrund des eingeschränkten Platzangebotes auch nur eine begrenzte Anzahl von Teilnehmern mitmachen kann. An unsere gemeinsamen Treffen erinnern sie sich nun gegenseitig. Nach einigen Wochen erwarteten mich dieselben Menschen bereits mit Spannung und Freude.

Ich bereite meine Einheiten immer zur Jahreszeit oder zur Situation passend vor. Die Stunden durchlaufen Phasen. Nach dem persönlichen Begrüßen und Aktivieren des Körpers folgt das entsprechende Thema und Material. Bei der Materialauswahl hat sich herausgestellt, dass Naturmaterialien und Alltagsmaterialien besonders gut ankommen. Viele Erinnerungen sind daran geknüpft, was wiederum die Sprache fördert. Gemeinsames Erfinden von Bewegungen macht den alten Menschen großen Spaß. Die Kreativität und die Konzentration werden dabei wiederbelebt. Besonders das Werfen und Fangen der unterschiedlichsten Materialien macht die Menschen wach und versetzt sie in äußerste Konzentration. Die Reaktionsfähigkeit, die ihnen oft verloren gegangen ist, sich aber als sehr wichtig für die Unfall- und Sturzvermeidung erweist, wird dabei spielerisch trainiert. Die auf einem Tuch tanzenden Materialien schulen durch das Mitschauen und Beobachten, die oft verkümmerte Auge-Hand-Koordination. Viele Tast-, Hör-, Seh- und Riechabenteuer schulen ihre vernachlässigten Sinne. Feinmotorisch eingebaute Bewegungen verbessern ihre Geschicklichkeit, dadurch erlangen die alten Menschen ein Stück Selbstständigkeit zurück. Durch Rituale erfahren die Teilnehmer Sicherheit. Sie erkennen bald den Ablauf einer Einheit und können sich darauf einstellen. Das gemeinsame Erinnern an die vergangene Einheit fördert die Gedächtnisleistung, die sich im Laufe der Zeit enorm steigert und die sprachlichen Fähigkeiten ausbaut. All diese kleinen Erfolge führen langsam zu einer Rückgewinnung eines oft schon verlorenen Selbstbewusstseins und Selbstwertgefühls.

Bei meiner Arbeit mit alten Menschen habe ich wieder ganz deutlich erfahren, dass die Beziehung zu den Menschen die wichtigste aller Basisdimensionen ist. Eigentlich ist es den alten Menschen nicht so wichtig, mit welchem Material zu welchem Thema gearbeitet wird, es geht ihnen im Wesentlichen um einen respektvollen, wertschätzenden Umgang. Ich konnte beobachten, dass sich eine Gruppenzugehörigkeit und ein Anker für Gespräche miteinander entwickelt haben. Menschen, die sich nicht kannten, obwohl sie in ein und demselben Haus, ja sogar im selben Zimmer wohnen, haben nun eine gemeinsame Basis und einen gemeinsamen Termin, der sie verbindet. Erlebte Stunden und Erinnerungsreisen werden nachbesprochen, einige Anregungen werden allein oder mit Zimmernachbarn ausprobiert (Nachklang). Die soziale Entwicklung wirkt sich positiv auf das Wohlbefinden aus und beugt der Vereinsamung vor.

Die sichtbaren Erfolge und die positiven Rückmeldungen der Betroffenen selbst, sowie des Heimpersonals und auch der Angehörigen lassen mich spüren, Motogeragogik ist der richtige Weg, alten Menschen würdevoll mit Spaß und Bewegung zu begegnen, so dass auch sie einen lustbetonten Nutzen abseits unzähliger Therapien daraus ziehen können.

»Es ist nicht der kürzeste Weg, es ist nicht der schnellste Weg. Es ist aber der beste Weg, weil es mein Weg ist.« (Janusz Korczek)

»... mich bewegt es ...« – jeden Tag aufs Neue, wenn ich in meiner Tätigkeit als Motogeragogin erlebe, wie man mit und durch Bewegung unglaublich viel bewegen kann, selbst bei Menschen, die nahezu bewegungs- und regungslos sind (Thesi Zak)

Im Zuge meiner Tätigkeit als Kindergartenpädagogin lernte ich die Motopädagogik kennen, machte die Zusatzqualifikation und war von den ersten Versuchen, dieses ganzheitliche, pädagogische Konzept praktisch umzusetzen, total begeistert. Ich merkte sofort, wie es gelang, Kinder mit teilweise großen Entwicklungsproblemen zu motivieren selbsttätig zu werden und mit großer Freude an der Sache kreative Ideen zu entwickeln. Sobald sich in Österreich die Möglichkeit ergab, die Erweiterungsqualifikation Motogeragogik zu erwerben, meldete ich mich zum ersten Kurs an, da ich mir aufgrund der faszinierenden Erfahrungen im pädagogischen Bereich sehr gut vorstellen konnte, mit diesem Konzept auch alte Menschen »bewegen« zu können. Mit einem »Sprung ins kalte Wasser«, gemäß meinem Lebensmotto: »Wer wagt, gewinnt« nahm ich im Herbst 2003 die Chance wahr, mich in das relativ junge Arbeitsfeld der Motogeragogik zu stürzen. Ich war bereit, eine Gruppe zu starten, ohne jemals zuvor einen Schritt in ein Altenheim gesetzt zu.

Der erste Eindruck

Ganz gewaltig trafen mich daher die ersten Eindrücke, als ich zu einem Vorgespräch einen meiner nunmehrigen Arbeitsorte betrat. Die vor sich hin starrenden, ausdruckslosen Gesichter, die stereotypen Laute bzw. Rufe, die bewegungs- und nahezu regungslosen, teilweise durch Krankheit entstellten Körper schockierte mich zunächst. Sollte ich diese Herausforderung wirklich annehmen? War ich dem gewachsen, mich in dieser für mich völlig neuen Umwelt positiv bewegen zu können – hier noch irgendetwas in Bewegung zu setzen?

Zweifel

Zweifel überkamen mich. Intensiv begann ich mich mit dem Thema: »Altern« auseinanderzusetzen und schließlich entschied ich mich, den Versuch zu wagen. Sollte ich spüren, dass es kein passender Weg wäre, ließ ich mir die Option offen, dies auch eingestehen zu dürfen und in diesem Fall nach drei Einheiten einen Rückzieher zu machen. Sieben Wochen hatte ich nun Vorbereitungszeit und meine Gedanken drehten sich beinahe nur um meinen Einstieg in die Arbeit mit hochbetagten Menschen. Mit einem Felsbrocken im Bauch, einem Sack voller Tannenzapfen im Auto, Musik aus der ersten Hälfte des vergangenen Jahrhunderts im CD-Player und zitternden Knien brach ich zu meiner ersten Einheit auf. Fünfzehn Bewohner des Altenheims, in ganz unterschiedlichem geistigen wie körperlichen Zustand, wurden in einen Sessel/Rollstuhlkreis in einer Ecke des Speisesaales gebracht und sahen dem Kommenden wahrscheinlich genauso unsicher entgegen wie ich.

Authentizität kommt an

Einem Hinweis meines auch schon in den Jahren befindlichen Vaters entsprechend, der meinte, mein viel zu rasches »Genuschel« würde niemand verstehen, begann ich mich laut, langsam und überdeutlich vorzustellen. Meine so ganz und gar andere Sprechweise irritierte mich selbst und ich wusste in diesem Moment: entweder ich agiere so wie ich bin – inklusive »viel zu raschem Genuschel« – oder es wird nichts! Und kaum war ich ganz ich selbst, spürte ich deutlich, wie die Menschen ringsum lockerer wurden. Ein praktischer Beweis dafür, dass psychomotorische Entwicklungsbegleitung nur mit der Authentizität der Motogeragogin möglich ist. Ich bat die TeilnehmerInnen sich mit einer ihnen vertrauten Bewegung vorzustellen. Zum Beispiel mit der Bewegung einer Tätigkeit, die sie gerne machen bzw. gemacht haben. Als eine Dame »Bussi« geben als liebste Bewegung nannte, begannen daraufhin fast alle »Bussis« in den Kreis zu schicken und als sich dabei die erste Welle gemeinsamen Lachens erhob, waren beinahe alle Schranken gefallen. Ohne Zögern machten wir uns nun gemeinsam auf den Weg einer »Herbstwanderung«. Zu meinem großen Erstaunen gingen die Leute im wahrsten Sinn des Wortes aktiv mit.

Gedankenreisen

Gedankenreisen in verschiedenste Bewegungsgeschichten lösen nach meinem Empfinden jedes Mal für mich im Vorfeld dieser Arbeit nahezu Undenkbares aus. Sowohl die tatsächlichen Bewegungen – wie etwas bei einer Frau, die anmerkte, sie könne ihr Knie keinesfalls bewegen, sich dann aber bei einem »Wollknäuel-Fußballmatch« als wahre Stürmerin erwies – als auch die geistigen und emotionellen Entwicklungen, die sich nach und nach zeigten, einerseits in Erinnerungen und Erfahrungen, die kundgetan, erzählt oder gezeigt werden, andererseits in originellen Ideen und Erfindungen, die zu unseren unterschiedlichsten Bewegungsabenteuern passten. Bald zeigten sich auch schon deutlich soziale Netze, die in der Gruppe entstanden. Während zu Beginn des motogeragogischen Angebotes die Leute schweigend auf das Geschehen warteten, plauderten sie nach etwa fünf bis sechs Einheiten in freudiger Erwartung des Kommenden miteinander. «Was wird Frau Thesi heute bloß wieder mitgebracht haben?«, stand meist als Hauptfrage im Raum. Sogleich gab es unzählige Spekulationen wie auch Erinnerungen, »Was sie letztes Mal aus ihren Taschen gezaubert hatte ...!«

Durch die heterogene Gruppe, in welcher durchaus als noch recht fit zu bezeichnende Bewohner sowie hochgradig Demenzerkrankte miteinander in gemeinsames, positives Erleben und in Berührung kommen, entwickelt sich auch hier immer mehr Interaktion. Die Fitten ereifern sich, den anderen, wo es nur geht, zu helfen und sie zu unterstützen. TeilnehmerInnen, die anfangs »nur« zusahen, erwachten im Laufe des Jahres zusehends. Es war und ist wunderschön und täglich aufs Neue überwältigend, wie durch das gemeinsame »in Bewegung kommen«, tatsächlich Unglaubliches im Menschen bewegt wird. Rückmeldungen des Pflegepersonals, die den nachhaltigen Effekt der wöchentlich stattfindenden Motogeragogik-Einheiten äußerst positiv beschreiben, bestärken mich immer wieder darin, auf dem richtigen Weg des Zugangs zu den alten Menschen zu sein.

Am Anfang steht Beziehung

Für mich an oberster Stelle der Arbeit steht die Beziehung. Im Rahmen meiner Einheiten versuche ich mich und meine Beziehungsfähigkeit zu hundert Prozent zu geben. Innerhalb dieses »Dreigestirns« Beziehung, (Frei-) Raum und Zeit kann sich in der psychomotorischen Entwicklungsbegleitung im Altenheim unglaublich viel Positives bewegen. Nach einem halben Jahr ergab sich die Chance in einem weiteren Heim ebenfalls eine Gruppe zu starten. Ohne es vorher zu wissen, sah ich mich bei meiner ersten Einheit 15 hochgradig dementen, im Rollstuhl sitzenden Menschen gegenüber. Ein Gefühl totaler Überforderung stieg in mir auf. Ich konnte mir zu Beginn kaum vorstellen, hier noch irgendwas oder irgendwen wie auch immer zu bewegen. So konzentrierte ich mich auf den Schlüssel meiner Arbeit – die Beziehung. Ich versuchte mit jeder/m einzelnen über meine »magic flower« – (Frühlingsblume = buntgemischte Badeschwämme) ganz behutsam durch Berührung, Augenkontakt und mein ganzes »Ich« in Beziehung zu kommen. Nach und nach tat sich wirklich Bewegendes im Kreis. Lebhaftere Blicke, der Versuch, eine aufrechtere Haltung einzunehmen, Laute (von Bewohnern, die größtenteils der Sprache nicht mehr mächtig waren) signalisierten mir, dass sich rund um mich ungeheuer viel in Bewegung setzte. Auch das Material, welches jede/r in Händen hielt, wurde zusehends mehr befühlt, betrachtet und es wurde dann dann auch tatsächlich damit hantiert. Spätestens beim Tanz der bunten Schwämme auf einem im Kreis gespannten Netz waren alle hellwach und beschwingt mit dabei. Mit viel Berührung, Musik und dem Einsatz unterschiedlichster Materialien mit vielseitigem Erinnerungs- sowie Aufforderungscharakter erwachten die TeilnehmerInnen von Einheit zu Einheit mehr und mehr.

Enorme Entwicklungen

Die Entwicklung jedes/r Einzelnen im Laufe der Zeit ist nahezu unbeschreiblich. Einige meiner beeindruckendsten Erlebnisse möchte ich kurz schildern. Eine TeilnehmerIn konnte sich kaum im Rollstuhl halten, drohte des Öfteren herauszukippen und ich hatte das Gefühl, dass ich sie in keiner Weise erreichen könne. Bei der Reflexion der dritten Einheit besprach ich dies mit dem Personal und wir vereinbarten, dass diese Dame nicht mehr teilnehmen würde. Allerdings bekam ich bei meinem nächsten Besuch die Rückmeldung, dass genau diese Frau nach dem Dabeisein bei der dritten Einheit nach Monaten wieder ein wenig zu sprechen begonnen hatte. Das Personal führte dies auf das Erleben in der Motogeragogik-Einheit zurück und bat mich, diese Dame doch weitermachen zu lassen. Tatsächlich war von da an auch für mich Stückchen für Stückchen merkbar, wie die Frau in kleinsten Schritten aktiver wurde. Ein Schlaganfallpatient, der bis zu seinem Tod dreieinhalb Jahre Woche für Woche dabei war, entwickelte sich in dieser Zeit enorm. Während er zu Beginn ständig einschlief, nicht kommunizierte und bestenfalls in minimalster Weise die Hand der nicht gelähmten Seite einsetzte, um das mitgebrachte Material zu spüren und zu bewegen, schaffte er es im Laufe der Zeit die ganze, immerhin 50 bis 70 Minuten dauernde Einheit wach und völlig klar mitzumachen. Zusehends begann er zu sprechen, Ideen zu bringen und sein Gesicht erhellte sich immer öfter mit einem Lächeln. Jede Stunde forderte ich ihn zu Kraft- und Aggressionsabbauübungen über das Material heraus, da ich vom Personal wusste, dass er immer wieder mit großen Aggressionsschüben zu kämpfen hatte. Es war unglaublich, welche Kräfte er in diesen »Kämpfen« entwickelte und wie zu merken war, dass diesem Problem damit wirklich abgeholfen werden konnte. Völlig überraschend kam im Beisammensein während des dritten Jahres sein Wunsch, die Hand der gelähmten Seite zu aktivieren. Woche zu Woche konnte man spüren und sehen, wie er es schaffte, diese Hand mehr und mehr einzusetzen und Kräfte freizusetzen. Nie vergesse ich seine stolzen, zufriedenen Gesichtsausdrücke während unserer Einheiten.

Ich glaube, dass das Konzept der Motogeragogik eine ganz bedeutende Zukunft hat, zumal über diesen Zugang auch Menschen mit schwerer Demenzerkrankung oder mehrfacher Behinderung erreicht werden können und somit ihre Lebensqualität doch ein wenig oder sogar deutlich verbessert werden kann.

Literatur

EISENBURGER, M. (2004): Psychomotorik im Alter. In: Köckenberger, H; Hammer, R.: Psychomotorik – Ansätze und Arbeitsfelder. Dortmund: Verlag modernes Lernen.

EISENBURGER, M. (2005): »Zuerst muss die Seele bewegt werden«. Psychomotorik im Pflegeheim. Dortmund: Verlag modernes lernen.

PHILIPPI-EISENBURGER, M. (1991): Bewegungsarbeit mit älteren und alten Menschen. Schorndorf. Hofmann.

ZIMMER, R.: Handbuch der Psychomotorik. Theorie und Praxis der psychomotorischen Förderung von Kindern. Freiburg: Herder 1999.

Adressen

Um Informationen bezüglich Zusatzqualifikationen, Weiterbildungen, Angeboten in Sachen Motogeragogik zu erhalten, wenden Sie sich in Deutschland an:

- akM. Akademie für Motopädagogik und Mototherapie im Aktionskreis Psychomotorik e.V., Kleiner Schratweg 32, 32657 Lemgo
- akP. Aktionskreis Psychomotorik e.V. , Kleiner Schratweg 32, 32657 Lemgo

und in Österreich an:

- akmö Aktionskreis Motopädagogik Österreich, Ungargasse 22/1/4, 1030 Wien; Tel.+Fax: 01 9610169, mail: akmoe@motopaedagogik.at
- valeo Psychomotorische Entwicklungsbegleitung G.m.b.H., Charlottendorfgasse 6, A-8010 Graz Tel.+Fax. 0043 69910301033+0043 316 32 33 30, mail: info@valeo.at
- www.motogeragogik.org

Danksagung

Ohne die Möglichkeit, praktisch zu arbeiten, wäre unser Buch mit vielen Ideen, die in den verschiedenen Häusern gewachsen sind, nicht entstanden.

Unseren herzlichen Dank für die positive Unterstützung unserer Arbeit möchten wir an die Teams und natürlich an die BewohnerInnen folgender Häuser richten:

- »Haus der Ärztinnen« in Wien,
- »Landespflege- und Pensionistenheim Rosenheim« in Tulln/Niederösterreich,
- »Landespflege- und Pensionistenheim Margaretaheim« in Wolkersdorf/Niederösterreich,
- Caritasheim der Erzdiözese Wien, »Turmhof« in Retz/Niederösterreich,
- ehemaliges »Landes Pflege- und Pensionistenheim St. Leopold/Tulln/Niederösterreich.

Ein herzlicher Dank gilt auch unseren Familien, insbesondere Ronald für die Fotobearbeitung, Marie, Albert und Robert für die technischen Hilfen, und ganz besonders Frau Dr. Marianne Eisenburger, welche uns den Anstoß gegeben hat, gemeinsam ein Praxisbuch der Psychomotorischen Arbeit im Altenheim zu verfassen.

Elisabeth Gstöttner
Thesi Zak

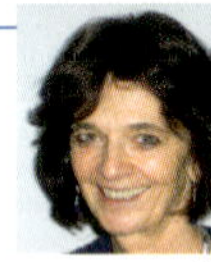
1
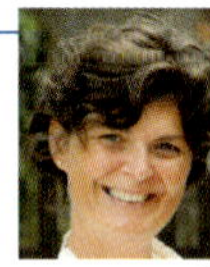
2
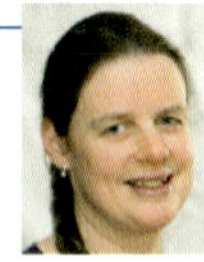
3

Die Autorinnen:

Marianne Eisenburger (1)

Diplompädagogin und Sportlehrerin. Promovierte zum Thema »Bewegungsarbeit mit älteren und alten Menschen« und entwickelte das Konzept der Motogeragogik (Psychomotorik im Alter). Wissenschaftliche Mitarbeiterin an der Universität Marburg im Studiengang Motologie mit dem Arbeitsschwerpunkt »Psychomotorik im Alter«; Mitglied der Alzheimer Gesellschaft und Betreuung demenzkranker Menschen, Leitung von psychomotorischen Gruppen in einem Altenheim, Fortbildungstätigkeit in der Psychomotorik und in der offenen und stationären Altenhilfe zum Thema »Bewegen und Aktivieren« und »Psychomotorik im Alter«.

Elisabeth Gstöttner (2)

Diplompädagogin, Lehramt für Volksschulen, Stütz- und Förderlehrerin, Diplom für Montessoripädagogik, Zusatzqualifikation für Motopädagogik, Erweiterungsqualifikation Motogeragogik, Dozentin an der pädagogischen Hochschule Wien, Vortragende an zahlreichen Veranstaltungen im In- und Ausland zum Thema Motopädagogik und Motogeragogik. Sie arbeitet seit mehr als 20 Jahren an mehreren Wiener Volksschulen mit Kindern mit besonderen Bedürfnissen. Zusätzlich arbeitet sie seit einiger Zeit in einem Pflegeheim mit einer Gruppe von demenzkranker Menschen im Alter bis zu 100 Jahren. Ihr Arbeitsschwerpunkt liegt in der ganzheitlichen, individuellen Entwicklungsbegleitung von Jung und Alt nach dem motopädagogischen bzw. motogeragogischen Konzept.

Thesi Zak (3)

Kindergärtnerin und Horterzieherin, Didaktik und Praxislehrerin an der Bildungsanstalt für Kindergartenpädagogik; Motopädagogin und Motogeragogin; Erwachsenenbildung, Referentin an der pädagogischen Hochschule Wien, Lehrende in der Zusatzqualifikation Motogeragogik, Vortragende an zahlreichen Veranstaltungen im In- und Ausland zum Thema Motopädagogik und Motogeragogik. Chefredakteurin der Zeitschrift des »Aktionskreis Motopädagogik Österreich«; Seit 2002 als selbstständige, mobile Motopädagogin und Motogeragogin in der psychomotorischen Entwicklungsbegleitung mit Menschen zwischen 3 und 102 Jahren, in Kindergärten, Schulen, Behinderteninstitutionen, Pensionistenclubs sowie Pflege- und Pensionistenheimen, tätig.